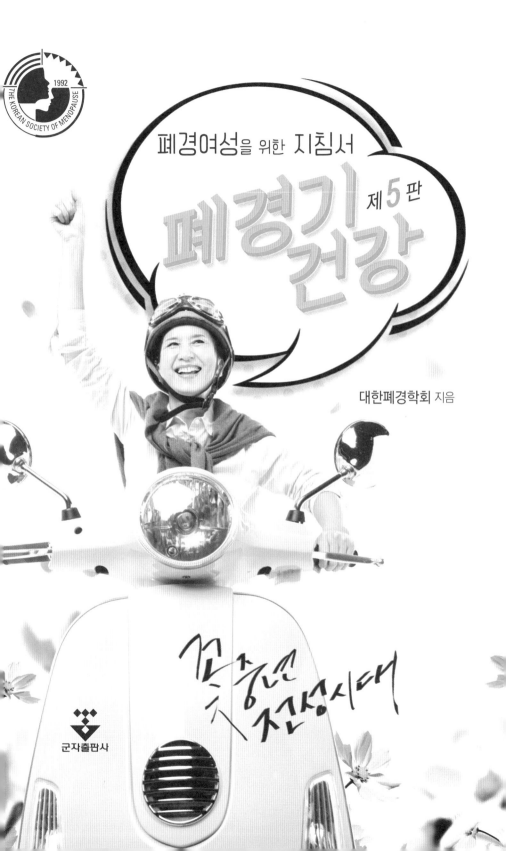

폐경기 건강

첫째판 1쇄 발행 ┃ 1994년 05월 20일
둘째판 1쇄 발행 ┃ 2000년 05월 26일
셋째판 1쇄 발행 ┃ 2006년 11월 25일
넷째판 1쇄 발행 ┃ 2012년 11월 05일
다섯째판 1쇄 인쇄 ┃ 2016년 04월 05일
다섯째판 1쇄 발행 ┃ 2016년 04월 11일

지 은 이   대한폐경학회
발 행 인   장주연
출 판 기 획   이현진
편집디자인   군자출판사
표지디자인   김재욱
발 행 처   군자출판사
　　　　　등록 제 4-139호(1991. 6. 24)
　　　　　본사 (10881) 파주출판단지 경기도 파주시 회동길 338(서패동 474-1)
　　　　　전화 (031) 943-1888   팩스 (031) 955-9545
　　　　　홈페이지 ┃ www.koonja.co.kr

ISBN 979-11-5955-035-5

정가 15,000원

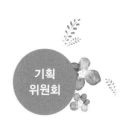

기획
위원회

폐경기 건강
다섯째판을 내면서

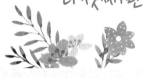

폐경이란 난소의 기능저하로 여성호르몬의 결핍이 발생하여 월경이 소실됨을 의미합니다. 여성의 경우 40대 말에서 50대 초반에 걸쳐 폐경이라는 신체적 변화를 맞게 되는데 여성이라면 누구나 경험하게 되는 자연적인 노화 현상입니다.

과거 대부분의 여성들은 폐경기 증상을 여자로서 겪어야 할 '숙명'이라 생각하고 버텨왔습니다. 그러나, 우리 사회가 급격히 노령화되면서, 여성의 보다 나은 노년기 생활을 위해 폐경기의 효과적인 극복이 중요하다는 점도 주목 받기 시작했습니다. 최근 보고에 의하면 한국인의 기대수명은 약 81세로 40년 전에 비해 20세 가까이 늘었으며 여성의 경우는 84세를 넘기고 있습니다. 이와 같이 한국인의 기대수명은 점점 길어지고 있습니다. 현대인의 기대수명이 길어진 만큼 건강수명도 길어져야 삶의 질도 좋아지고 경제적 손실도 줄일 수 있습니다.

폐경기에는 여성호르몬인 에스트로겐이 결핍되어 안면홍조, 야간발한 등의 증상이 나타나는데, 이러한 증상 때문에 폐경기 여성들은 화장을 할 수 없는 경우도 많으며, 심하면 외출 하거나 사람을 만나는 일을 꺼리게 됩니다. 또한, 우울증이나 불면증까지 나타나는 경우도 있어, 일상생활에 큰 지장을 받기도 합니다.

그럼에도 불구하고, 우리나라 폐경기 여성의 70%는 폐경 증상이 치료가 필요하다고 인식 하면서도 정작 병원 찾지 않는 것으로 나타났습니다.

이는 정보 부족과 오해로 인한 막연한 두려움, 그리고 호르몬 치료에 대한 잘못된 인식에서 기인합니다.

대부분의 폐경기 여성들이 병원을 방문하는 대신 운동과 식이요법만으로도 폐경 증상을 완화할 수 있다고 생각합니다. 물론 생활습관 개선은 폐경기 증상 완화에 많은 도움이 됩니다. 폐경이 자연현상이기는 하지만 치료를 받지 않고 방치할 경우 증상이 더 오래 지속되어 삶의 질을 저해할 수 있습니다. 따라서 저희 폐경학회에서는 1994년 5월 〈폐경기 건강〉 초판을 발행한 이후, 여러 차례 개정판을 출간하며 폐경여성들의 건강 길잡이의 역할을 수행하고 있습니다. 이번에 발간되는 5판 〈폐경기 건강〉은 최신 지식과 정확한 관리지침을 전달하고자 하는 책임감을 느끼면서 발간하게 되었습니다.

이번 다섯째 판이 나올 때까지 집필에 수고와 노력을 아끼지 않으신 각 대학의 교수님들께 감사드리고 출판을 해주신 군자출판사에게도 심심한 감사를 드립니다. 앞으로 이 책이 널리 읽혀져 폐경여성들 혹은 폐경을 준비하는 많은 여성들의 건강관리에 도움이 되는 실질적인 지침서가 되기를 바랍니다.

2016년 3월 30일
대한폐경학회 회장 **이 병 석**

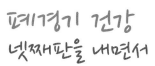

폐경기 건강
넷째판을 내면서

폐경은 여성의 삶에서 육체적, 정신적, 그리고 사회적으로 가장 큰 변화를 겪게 되는 시기입니다. 따라서 폐경과 폐경 이후의 건강에 대한 이해는 여성의 삶의 질을 결정짓는 가장 큰 요인이 될 것입니다.

우리나라의 여성이 폐경에 도달하는 평균 시점은 49.7세 이므로, 50세를 넘어서게 되면 잠정적으로 폐경 여성이라고 볼 수 있겠습니다.

2000년을 기준하여 전, 후 30년을 주기로 폐경 여성은 2배의 증가를 보이며 이런 추세라면 2030년에는 총 여성의 약 43%가 폐경 여성이 될 것으로 추정됩니다.

한편 여성의 평균수명은 83세를 넘어섬으로서 폐경으로 살아가는 기간이 30년을 넘기고 있습니다. 이러한 관점에서 볼 때 우리나라 폐경 여성의 관리는 실로 의료의 가장 큰 문제의 하나 일 것으로 생각됩니다.

폐경은 여성에게 신체적 혹은 정신적으로 큰 짐이 되는 것 같습니다. 폐경 초기에는 열성홍조와 발한 등의 혈관운동성증상과 우울감이나 심한 감정의 기복 등의 정신적 증상을 겪게됩니다. 중기에는 질건조감과 비뇨이상등의 비뇨생식계의 증상과 피부노화가 관찰되며, 말기에는 골다공증, 심혈관질환과 치매 등의 불편하고 건강에 매우 위협적인 질환을 겪게 됩니다.

이러한 초기, 중기, 말기의 증상과 징후등은 여성 호르몬의 결핍과 직접 간접적으로 연관되어 있습니다.

그러나 폐경 기간의 경과에 따른 이러한 불편하고, 위험한 여러 증상들에 대한 우리나라 여성들의 인식은 아직도 그다지 높지 않은 듯 하며, 이에 대한 예방적 조치에도 미흡한 것 같습니다. 당연히 치료를 받아야 할 분들도 치료보다는 그 부작용부터 먼저 걱정하십니다. 치료를 받지 않음으로서 생겨나는 고통과 위험성은 더 큰데도 엉뚱하게 치료의 부작용만을 말씀하십니다.

이에 우리나라 폐경 여성의 건강을 누구보다 걱정하고 이에 대한 최신의 지식을 갖춘 여러 폐경 전문가 교수님들께서 팔을 걷어 부치고, 이에 대한 도움과 바른길을 찾아드리고자 합니다. 폐경에 관한 이 책은 모든 여성들의 필독서가 될 것임을 믿어 의심치 않습니다.

항상 진료와 연구에 바쁘신 중에도 저희 대한폐경학회의 일반인을 위한 책자 발간에 많은 도움을 주신 집필진 교수님들의 노고에 감사드리며 제4판 수정본 '폐경기 건강'의 발간사에 대하겠습니다.

감사합니다.

대한폐경학회 회장
중앙대학교 의과대학 산부인과학교실
박 형 무 배상

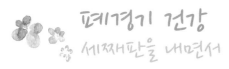

폐경기 건강
세째판을 내면서

  폐경에 관심이 있는 여러분들을 위해 좀 더 일찍이 최신 정보가 듬뿍 담긴 책을 펴내고자 했으나 그동안 여의치 못해 죄송한 마음 그지 없습니다. 갱년은 수명을 가진 생명체이면 어느 생물체나 모두 갖는 자연현상입니다. 우리나라도 수명의 연장에 의해 폐경 후 여성의 인구가 급증함에 따라 이들의 삶의 질을 위한 의학적 요구가 매우 증가되고 있습니다. 인간에서 폐경은 호르몬 결핍외에도 많은 의미를 갖습니다. 50대여성은 여러 사회 경제적 여건에 따라 각각의 차이는 있으나, 폐경을 시점으로 제2의 인생 도약기로 삼는 이가 있는가 하면, 어떤 여성은 오히려 직장에서 도퇴되는 경우도 있습니다. 이 시기에는 자녀들이 독립하여 아늑했던 둥지인 가정을 떠나며, 남편과는 중년기 위기가 찾아 오기도 합니다. 시모나 친정부모들이 사망하거나, 성인병에 시달려 봉양하기도 매우 힘겨운 시기이기도 합니다. 이러한 복잡한 주변의 변화에 설상가상으로 겹치는 갱년기증상은 매우 힘겨울 수 있습니다. 2002년에 미국에서 발표된(폐경여성에서 호르몬 치료에 대한 효과를 조사한 연구임) WHI 연구 결과는 여성 호르몬 치료에 새로운 전기를 마련했으며, 동서를 막론하고 여성 호르몬 대체요법은 만능불노초가 아니라 쓸 때 쓰면 매우 효과적이다 라는 개념을 제시하였습니다. 또한 서구에서나 동양에서나 모두 폐경은 곧 호르몬 요법이다 라는 개념 때문에 학계나 진료에 많은 어려움이 있었음은 인정하지 않을 수 없습니다. 마치 호르몬 치료가 아니면 쓸 약이 없는 것처럼 되어버렸고, 따라서 대체요법이 판을 치는 세상이 되어 버렸습니다. 예를 들면 우리나라의 석류나 콩류가 그 예가 되겠습니다. 또한 호르몬 요법은 무조건 독약이라는 매스컴의 일방적 매도는 꼭 호르몬 치료를 해야 할 환자를 기피하게 만들었습니다. 우리나라도 65세 이상 여성의 주요 사망원인은 심혈관 질환이 항상 수위를 차지하고 있으며, 또한 폐경기와 동반되는 비만이 주요 문제가 되며, 당뇨질환도 과거 20년 동안 계속 상승세를 보이고 있습니다. 종양에서도 대장암, 폐암 등이 부인과계 종양보다 더 많은 증가추세를 보이고 있습니다. 이제는 폐경여성 관리에서도 여성 호르몬 일변도에서 벗어나서 여성건강의 모든 것을 돌보는 'Total Care'의 개념이 도입되어야 할 것입니다.

지난 1년동안 이번 셋째판이 나오기까지 헌신적인 노력을 기울여 주신 각 대학의 여러 집필진 교수님들과 대한 폐경학회 편집위원장 및 위원님들께 진심으로 감사의 말씀을 전하며 또한, '폐경기건강' 셋째판 출판에 심혈을 기울여주신 군자출판사에 진심으로 감사드립니다. 마지막으로 1994년, 2000년 초판과 재판에 이어 이번 셋째판을 발행하면서 앞으로 여성 건강관리에 새로운 지침이 되기 바라며, 보다 많은 폐경여성들에게 도움이 되기를 진심으로 바라는 바입니다. 앞으로 갈 길이 험난하지만, 그에 못지않게 장미빛 희망도 있습니다.

2006년 11월 3일
대한폐경학회 회장 **박 기 현**

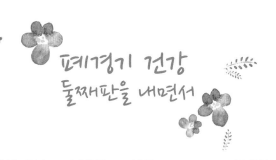

최근 의학과 산업의 현저한 발달로 여성 평균 수명은 점차 연장되어 현 20세기는 평균 80세를 바라보는 시대가 되었습니다. 또 지속적인 노인 인구의 증가로 우리사회는 점차 노령화 사회로 접어들고 있으며 여성의 경우 평균 50세에 폐경되므로 폐경 후 30여년을 더 살게 되었습니다. 폐경이 가까워지면 난소기능이 감퇴되고 여성 호르몬인 에스트로겐이 결핍되므로 골다공증과 심혈관계 질환, 노인성 치매 및 무기력증 등 많은 후유증에 이환될 수 있습니다. 따라서 우리는 이 기간 동안 질병없이 건강하게 살기 위해 폐경기 건강관리가 필요하게 되었습니다.

폐경기 건강관리를 위해 호르몬 대체요법, 영양, 운동 및 정신건강요법 등이 모두 사용될 수 있으며 특히 호르몬 대체요법은 최근 수년간 도입된 예방적 건강관리 프로그램 중 가장 성공적인 것입니다.

폐경기 건강관리는 각종 만성 후유증을 예방함으로써 삶의 질을 높이고 가능한 부작용의 위험성을 줄이며 이 시기에 발병하기 쉬운 다른 질병들을 조기 발견하는 데 의의가 있습니다.

외국의 경우 1960년대부터 폐경기 여성의 건강관리의 중요성이 대두되어 호르몬 대체요법이 이미 시작되었지만, 우리나라는 폐경기 여성의 건강관리에 대한 관심이 상대적으로 적었던 것이 사실입니다. 그러나 다행히 대한 폐경학회 창설이래 1994년 5월 폐경여성건강에 대한 계몽 및 교육적 차원에서 일반인을 대상으로 호르몬 대체요법 소개와 폐경기 치료에 대한 혼돈과 오해를 줄이려는 목적에서 여성건강에 대한 폐경기 관리에 대한 안내 책자로서 "폐경기 건강"이라는 지침서를 발간한 바 있습니다.

1994년 5월 20일에 初版이 발행된 이래, 6년의 세월이 지나면서 폐경학계 내외의 많은 변화와 새롭게 발전된 부분을 수정하고 보완하여 이번 둘째판에 첨가함으로써 이제 2000년 밀레니엄 원년에 맞춰 둘째판을 내기에 이르렀습니다. 그 동안 많은 연구와 그 성과에서 괄목할 만한 진전을 거듭해온 폐경학에 관한 새로운 지식을 정리함으로써 둘째판을 고대했던 많은 분들과 더불어 대단히 기쁘게 생각합니다.

지난 1년 동안 이번 둘째판이 나오기까지 헌신적인 노력을 기울여 주신 각 대학의 여러 집필진 교수님들과 대한 폐경학회 편집위원장 및 위원님들께 심심한감사를드립니다. 또한, 『폐경기건강』둘째판 출판에있어 심혈을기울여 주신 군자출판사에 진심으로 감사드립니다.

이는, 대한 폐경학회나 한국 의학계를 위해 반가운 일이며, 부디 널리 읽혀서 보다 많은 의사와 환자 및 관계자 여러분에게 도움이 되기를 간곡히 바라는 마음으로 축하의 마음을 대신합니다.

2000년 5월
대한폐경학회 회장 **유 한 기**

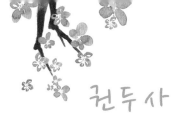

권두사

　근래에 들어 의학 수준의 향상과 더불어 우리나라 여성의 평균 수명도 75세로 늘어나게 되었고 따라서 여성의 경우 일생의 1/3 이상을 폐경상태로 지내게 되므로 폐경기 여성의 관리는 중요한 의학적 및 사회적 관심사로 등장하게 되었습니다.

　폐경이란 월경이 더 이상 없게 되는 것을 뜻하며 의학적으로는 나이가 듦에 따라 여성생식기인 난소의 노화때문입니다. 이러한 난소의 노화는 여성호르몬의 결핍을 야기하며 이에 따른 여러 문제점을 일으킵니다. 특히 최근 들어 여성호르몬 결핍이 여러 폐경기 증상들 뿐만 아니라 뼈와 심장, 혈관계에 나쁜 영향을 미친다는 사실들이 밝혀지면서 폐경의 관리가 사회 경제적 문제점으로까지 대두하게 되었습니다.

　외국의 경우 1960년대부터 폐경기 치료를 위한 클리닉이 시작되었으며 이에 대한 많은 경험과 연구가 축적되어 50대 이후 여성들이 폐경 전의 삶을 계속 영위하기 위해 호르몬 치료를 받는 것이 일반화되고 있습니다. 우리나라에서도 폐경기 증상으로 고통을 받던 여성들이 치료를 받기 시작하면서 폐경기 증상 등이 호전되는 경험을 하게 됨에 따라 치료를 받는 것이 좋다는 인식이 점차로 퍼지고 있습니다.

　그러나 불행히도 현재까지는 일반인들을 위한 폐경기의 신체적 변화 및 문제점 그리고 이의 관리에 대한 안내 책자가 없었습니다. 그러므로 최근 일반 여성들 사이에 폐경기 치료에 대한 혼돈 및 오해가 있어 왔던 것이 사실입니다. 이에 일반인들을 위한 안내서가 있어야겠다는 국내 여러 교수들의 의견을 모아서 이 책을 발간하게 되었습니다.

　이 책자는 폐경에 따른 신체적 변화와 이에 따른 문제점 및 해결책에 관한 과학적이고 구체적인 내용을 담고 있습니다. 이 책자를 읽으면서 여러분들은 폐경기의 변화에 대한 이해를 갖게 되고 노후 인생을 훨씬 격조 높고 보람되게 이끌어 줄 안내자를 만나게 될 것입니다. 이제는 폐경기에 일어나는 여러 변화 및 문제점들을 '늙어서 그러는 구나'하며 무관심 속에 방치하던 시대는 지났으며 합리적이며 지혜롭게 대처해 나가는 것이 중요하다는 것을 강조하고 싶습니다.

　끝으로 내용의 미비점에 대하여 앞으로 많은 지적 및 보완에 협조를 부탁드리며, 바쁜 시간중에도 집필을 하여 주신 여러 교수들과 편집위원 여러분들께 감사드립니다.

1994년 5월 5일
대한폐경학회 회장 **이 진 용**

Contents

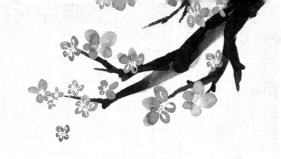

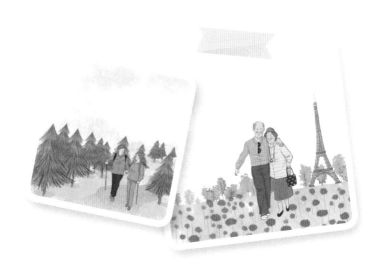

제 1 장

폐경, 또 다른 시작을 준비하며...

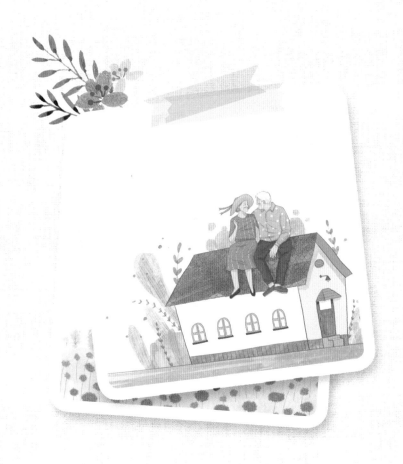

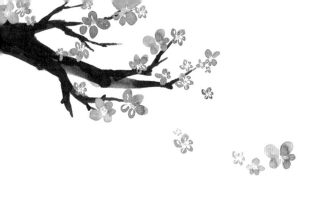

　여자 나이 사오십 대를 '사추기思秋期'라 합니다. 사추기는 가을을 생각한다는 뜻으로 인생의 후반기를 뜻합니다. 사추기의 의미엔 심리적인 변화뿐만 아니라 신체의 변화도 포함됩니다. 동의보감에는 "여자 나이 49세가 되면 기력이 쇠하여 월경이 끊어지고 자식을 가질 수 없다"고 표현하여 나이에 따른 급격한 여성의 변화가 기술되어 있습니다. 폐경은 여성 신체 건강의 분기점이 되며, 자녀가 성장하면서 가정 내에서의 역할의 변화, 본인과 배우자의 은퇴로 인해서 세월의 변화를 직접적으로 체감하면서 정신적인 격동기를 거치게 됩니다. 평균 수명이 늘어나면서 폐경 여성들이 증가하고 있습니다. 통계청의 발표에 의하면 2014년 우리나라 여성의 기대수명이 85.5세인데, 50세를 전후하여 폐경이 되므로 폐경 이후에도 30년 이상을 살아가야 합니다. 이에 따라 폐경을 정확하게 이해하여 적극적으로 폐경 이후의 삶을 준비하는 것이 현명한 여성의 필수 조건이라 할 수 있습니다.

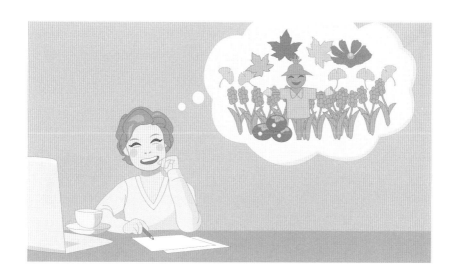

폐경이란 무엇인가요?

여성이 월경을 하다가 난자를 가지고 있는 주머니인 난포가 소진되어 월경이 완전히 없어지는 것이며, 자연 폐경과 유도 폐경으로 구분됩니다. 자연 폐경이란 특별한 병 없이 노화에 따라 50세 전후에 발생하지만, 유도 폐경은 양측 난소제거수술이나 항암치료 후에 발생할 수 있습니다. 폐경은 질병이 아니라 자연스럽게 겪는 과정이지만 증상과 신체 변화가 동반되므로 상황에 따라 치료가 필요합니다.

폐경이 되었는지 어떻게 알 수 있나요?

여성의 월경 주기가 점점 불규칙해지다가 1년 이상 월경이 없으면 거꾸로 되짚어 마지막 월경을 경험했던 1년 전 날짜를 폐경 날짜로 정합니다. 즉, 폐경을 진단하려면 적어도 1년은 월경이 없는지 기다려 보아야 합니다. 수술을 받아 자궁이 없는 여성은 여성호르몬에스트로겐이 분비되지만 자궁이 없어 월경을 하지 않으므로, 월경 여부만으로는 폐경을 알 수 없습니다. 따라서 특징적인 폐경 증상과 함께 혈액 검사로 호르몬을 측정하여 진단할 수 있습니다.

갱년기와 폐경은 다른 뜻인가요?

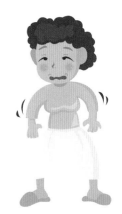

일반적으로 폐경 전후의 수년 동안 여러 폐경 관련 증상들이 나타나는 기간을 갱년기라고 표현합니다. 하지만 '갱년기'라는 단어는 정의가 분명하지 않아서 의사들은 잘 사용하지 않습니다.

폐경은 언제 되나요?

동서고금을 막론하고 폐경 나이는 대체로 비슷해서 만 50세에서 51세 사이이며, 우리나라 역시 50세 정도입니다. 폐경 이행기는 폐경 수년 전에 시작하는데, 평균은 4년 정도이지만 짧게는 2년, 길게는 8년까지 지속되기도 합니다. 폐경 나이는 타고난 난포의 수, 난포의 소모 속도와 관련되어 있으며 유전적인 영향을 받습니다. 인종이나 영양 상태에 의한 영향은 적은 반면, 분만을 하지 않은 여성, 흡연 여성, 난소 수술이나 자궁절제술을 받은 여성에서는 폐경이 빨라집니다. 폐경은 월경이 중단되어서야 진단되므로 미리 정확하게 예측하기는 어렵습니다.

폐경이 되면 여성호르몬은 완전히 없어지나요?

　그렇지 않습니다. 폐경 후에도 우리 몸의 부신에서는 남성호르몬인 안드로겐을 계속 만들고, 난소에서도 매우 적은 량의 안드로겐을 만듭니다. 이렇게 만들어진 안드로겐의 일부는 여성호르몬으로 변합니다. 또한, 근육이나 지방세포 등에서도 여성호르몬을 만듭니다. 따라서 폐경이 되었다고 여성의 몸에서 완전히 여성호르몬이 없어지는 것은 아닙니다. 다만 안드로겐이 여성호르몬으로 전환되는 정도가 사람에 따라 차이가 있기 때문에 폐경 후 여성에서 여성호르몬의 양이 다르게 나타납니다.

　비만 여성은 지방세포에서 여성호르몬이 많이 만들어 질 수 있으므로 비교적 높은 여성호르몬에 몸 안에 있게 됩니다. 하지만 배란이 일어나지 않기 때문에 황체호르몬이 나오지 않아서 지속적으로 자궁내막이 자극될 수 있어 비정상 출혈이나 자궁내막증식증 등이 발생할 수 있습니다. 반면 마른 폐경 여성은 여성호르몬으로의 전환이 적어 골다공증의 위험이 증가할 수 있습니다.

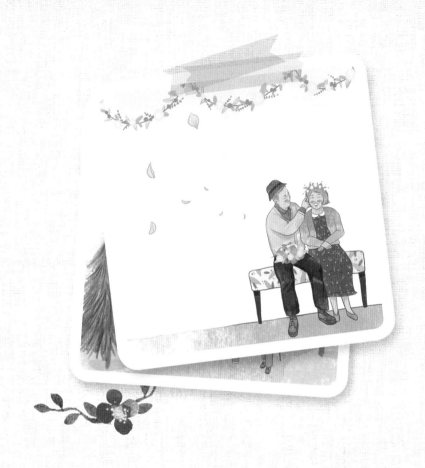

제 2 장

폐경과 함께 찾아온
내 몸의 변화

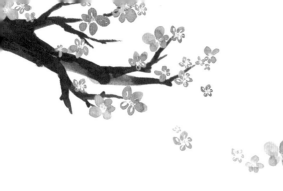

폐경 후 내 몸의 변화

폐경 증상은 발현되는 시기에 따라 초기, 중기, 후기 증상으로 나눌 수 있습니다. 초기 증상으로 안면홍조와 땀흘림이 가장 흔하며 수면 장애, 가슴두근거림, 불안감 등의 정신적 변화가 나타나기도 합니다. 중기 증상은 비뇨생식기의 위축에 의한 질건조감, 성교통 등과, 콜라겐 소실에 의한 피부 탄력의 감소와 근골격계의 통증으로 나타납니다. 후기 증상으로는 골다공증, 심혈관질환, 알츠하이머병과 같은 치매질환이 증가하게 됩니다.

중기의 비뇨기계 변화 및 후기의 만성 질환에 대해서는 추후 자세히 기술이 되고 있으므로 본 내용에서는 초기 및 중기 증상만을 알아보도록 하겠습니다.

안면홍조와 땀흘림은 어떻게 나타나나요?

안면홍조는 폐경의 가장 흔한 증상으로 폐경 이행기 여성의 약 80%가 안면홍조를 경험합니다. 우리나라 폐경 여성에 대한 조사에서는 약 90%의 여성이 폐경 증상을 경험하였고 가장 흔한 증상은 61%의 여성이 경험하는 안면홍조였습니다.

폐경후 시기	증상
초기	· 혈관운동증상 : 안면홍조(열성홍조), 땀흘림 · 심리적증상 : 우울감, 감정의 기복
중기	비뇨생식기의 위축증상과 피부노화
후기	골다공증, 심혈관질환, 치매

　안면홍조는 갑자기 발생하는데 보통 1-5분간 지속되지만 드물게는 1시간까지 지속되기도 합니다. 열감은 얼굴, 목, 머리 혹은 가슴 부위에서 시작되어 전신으로 퍼지는 양상입니다. 가벼운 안면홍조는 열감이 잠깐 발생되었다가 사라지지만 심한 경우에는 피부가 붉어지고 땀이 났다가 오한이 함께 나타나기도 합니다. 또한, 가슴이 두근거리고 머리가 어지러우며 혼란스럽고 불안한 증상이 동반되는 경우도 있습니다. 이러한 증상은 특히 더울 때나 스트레스를 받을 때 자주 나타납니다.

　안면홍조는 폐경 전에 나타나기도 하지만 마지막 월경 후 첫 해에 가장 많이 나타나며 보통 3-5년간 지속되지만 10년 이상 지속되는 경우도 흔히 볼 수 있습니다. 안면홍조의 빈도는 개인에 따라 다양한데 평균적으로 하루에 3-4회 정도이지만 사람에 따라서는 1주일에 3-4회만 있는 경우도 있고 하루에 10회 이상 나타나는 경우도 있습니다. 밤중에 발생하여 땀흘림을 동반하는 경우 수면장애로 이어져서 불안과 감정 기복을 초래하는 원인이 되기도 합니다.

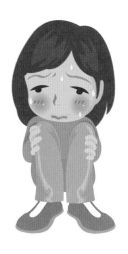

비뇨생식기가 위축되면 무엇이 불편한가요?

  폐경 이후 여성호르몬 수치가 떨어지면 여성 외부생식기와 질의 탄력성이 떨어지고 건조해집니다. 질은 좁아지고 길이도 짧아져서 성관계를 힘들게 합니다. 이에 따라 성교 회수가 줄어들면 질의 위축과 성교곤란이 더 가중되고, 나아가 성에 대한 관심이 저하됩니다. 또한, 질의 산도가 산성에서 중성 혹은 염기성으로 변합니다. 산성 환경에서는 질의 염증을 억제하는 유익한 균의 증식이 활발한 반면 중성이나 염기성 환경에서는 유익한 균이 없어지고 반대로 세균의 번식이 증가하게 되어 폐경 전에 비해 질의 염증이 더 잘 생기게 됩니다.

  한편 요도의 점막이 얇아지고 탄력도 감소하여 방광이 예민해지고 골반 근육이 약해집니다. 이렇게 되면 소변이 자주 마려운 빈뇨, 소변이 잘 안 나오는 배뇨곤란, 야뇨증, 소변이 남아있는 느낌이 강해지는 잔뇨감, 갑자기 소변이 마려우면 참지 못하는 증상 등이 나타날 수 있습니다. 또한, 기침을 하거나 복부에 힘을 줄 때 소변이 새는 증상인 요실금도 많이 나타납니다.

  이러한 비뇨생식기 위축의 시작 시기와 정도는 개인에 따라 많은 차이가 있습니다. 어떤 여성들은 폐경 후 몇 년 이내에 성생활이 곤란할 정도로 질이 위축되는 반면, 일부에서는 폐경 이후 오랜 기간 동안 호르몬 치료 없이도 정상적인 성생활을 유지할 수 있습니다.

피부가 예전 같지 않아요

  폐경 후 나타나는 피부의 노화는 나이, 호르몬 변화와 더불어 환경적인 요소 등에 의한 복합적인 현상으로 단순히 여성호르몬 결핍만으로는 설명할 수 없습니다. 하지만 폐경 후에는 여성호르몬 분비가 감소하여 피부의 수분, 콜라겐 양이 감소하고 말초 혈액순환이 나빠지며 피지의 분비가 감소합니다. 이로 인해 피부가 건조하고 거칠어지며 점차 얇아지고 주름이 생겨 처지게 됩니다.

한편 모발은 나이가 들수록 가늘어지고 숫자가 감소하지만 남자처럼 전체적인 탈모까지는 진행하지 않습니다.

동맥의 벽이 두꺼워지고 미세혈관의 수가 감소하거나 없어지는데 특히 자외선 노출이 심했던 부위에 현저하게 나타납니다. 이로 인해 추위에 민감해지고 체온 조절능력이 떨어집니다. 피부의 감각신경이 둔해져 반응이 느려지고, 피부의 촉감도 떨어져 화상을 입기 쉽습니다. 이러한 변화 에 여성호르몬의 감소가 영향을 줄 것으로 생각되지만 이것이 일차적인 원인은 아닙니다. 피부의 노화는 대부분 유전적으로 결정되며 오랜 시간의 햇볕 노출, 음주, 스트레스, 담배 등도 피부 노화를 가속화 시킵니다.

따라서 우선 자외선 차단제, 모자, 옷으로 피부가 태양에 노출되는 것을 최소화하는 것이 중요합니다. 담배를 피는 경우 금연을 하고 피부 보습제를 사용하며 특히, 건조한 겨울에는 더욱 신경을 쓰는 것이 좋습니다.

자꾸 늘어나는 뱃살, 많이 먹지도 않는데,
…혹시 폐경 때문에?

폐경 여성에서 체중 증가는 많은 여성들이 관심을 가지는 부분입니다. 하지만 폐경으로 인한 호르몬 변화가 체중 증가를 유발한다는 증거는 부족하며, 폐경 자체보다는 연령 증가에 따라 체중의 변화가 생기는 것으로 생각됩니다. 폐경 후 체중 증가는 인종에 따라 차이가 있는데 서양 여성보다는 동양 여성에서 평균 체중 증가량이 적습니다. 폐경 여성에서 체중에 영향을 주는 많은 요소들이 있으며, 신체 활동과 음식의 섭취가 대표적입니다. 이와 더불어 일상 생활리듬의 파괴, 불규칙한 음식 섭취, 수면 장애도 체중의 증가를 유발할 수 있으며 스트레스와 낮은 자존감 또한, 체중 증가의 원인이 됩니다. 우울감을 느끼는 경우 음식 섭취가 늘고 신체 활동이 줄면서 체중이 증가합니다.

한편 폐경 후에는 연령 및 체중 증가와는 별도로 피하 지방 및 내장 지방의 증가로 복부 지방이 증가합니다. 중년 여성에서 체중 증가를 예방하기 위해서는 적게 먹고 규칙적으로 운동을 해야 합니다. 적어도 일주일에 한 번은 체중을 측정하고 한 달에 한 번은 허리둘레를 측정하여 만일 체중이나 허리둘레가 증가하면 음식이나 운동을 조절해야 합니다. 이 때 갑자기 너무 많은 체중을 줄이게 되면 근육량과 골밀도의 감소를 초래할 수 있으므로 주의해야 하며, 체중 감량 기간동안 근력 운동을 병행하여 근육량을 보존하는 것이 좋습니다.

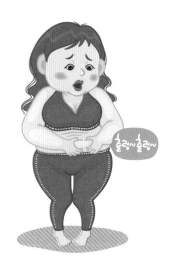

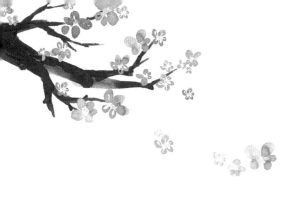

폐경 후 내 마음의 변화

폐경 후 찾아오는 정신적인 변화

폐경이 되면 여성들은 신경과민, 집중력저하, 기억력 감퇴, 긴장, 불면, 우울감, 짜증, 의욕상실, 우유부단함, 자신감 상실 등의 증상을 보입니다. 폐경 여성의 약 25-50%가 이러한 심리적 증상들을 경험하며 이 중 우울감이 가장 흔한 증상입니다.

이 시기의 여성의 심리적 특징은 자녀의 자립에 의해 엄마라는 역할의 상실감, 자녀나 남편과의 갈등, 가족의 간호나 죽음에 의한 심신의 과로나 상실감, 체력과 용모의 변화에 대한 불안감, 건강에 대한 불안감 및 상실감, 자기혐오감 등의 부정적인 기분이 강해지는 것입니다.

이러한 증상들이 호르몬 변화와도 관련이 있지만 우울증의 과거력, 월경전 우울증상 및 산후우울증의 병력, 스트레스를 주는 환경, 안면홍조나 수면장애, 과거의 흡연, 좋지 않은 건강상태, 남편의 부재 등이 영향을 줄 수 있습니다.

잠이 안 오고 자주 깨요

수면 장애는 폐경 이행기에 흔한 증상입니다. 이러한 수면 장애가 안면홍조나 야간 땀흘림에 의한 것인지는 확실하지 않습니다. 어떤 여성은 야간 땀흘림에 의해 침대가 흠뻑 젖기 때문에 잠에서 깨는 경우도 있지만, 안면홍조가 있어도 숙면을 취하는 경우도 있습니다.

안면홍조나 야간 땀흘림이 없는 여성에서 단순히 불면증이 나타나는 경우도 있습니다. 불면증의 증상으로 잠이 드는게 어려운 경우도 있지만, 더 흔하게는 잠이 들고 몇 시간 후 너무 일찍 잠에서 깨는 경우가 많으며 이때 다시 잠드는 것이 힘듭니다. 안면홍조의 증상이 없이 불면증만 있는 여성에서 불면증이 폐경으로 인한 호르몬 변화에 의한 것인지는 확실하지 않습니다. 하지만 일부 연구에 따르면 여성의 나이 자체보다는 폐경 여부가 수면 장애와 더 관련이 깊으며 폐경 전과 비교할 때 폐경 이행기에 발생되는 경우가 많고 폐경 연령과 상관없이 폐경 이후 증상이 호전되거나 악화됩니다. 따라서 폐경 호르몬 변화가 중년 여성의 수면 장애와 관련이 있을 것으로 생각됩니다.

불면증이 처음 생기면 숙면을 위해 다음과 같은 노력을 시도해 볼 수 있습니다.

- 항상 같은 시간에 수면을 취하고 같은 시간에 일어납니다.
- 저녁은 가볍게 먹습니다.
- 저녁에 술은 피합니다.
- 오후에 카페인을 피합니다.
- 아침이나 이른 오후에 규칙적으로 운동을 합니다. 규칙적인 운동은 숙

면에 도움을 주지만 자기 직전에 운동을 할 경우 오히려 방해가 될 수 있습니다.

- 잠자기 직전에는 과식을 하지 않습니다. 약간 허기진 상태에서 잠이 잘 옵니다.
- 담배를 끊습니다.
- 안면홍조가 있다면 자기 전 따뜻한 목욕은 피합니다.
- 수면 30분 전에는 일을 하지 않습니다.
- 졸릴 때만 잠을 청합니다. 만약 잠자리에 누워 10-15분 이상 잠들지 않는다면 일어나서 독서를 합니다.
- 침대에는 잠을 잘 때에만 눕습니다.
- 침실은 조용하고 시원하며 어두운 게 좋습니다.
- 운동과 이완을 통해 스트레스와 불안감을 없앱니다. 우울증과 같은 정신 질환은 수면의 박탈을 일으키므로 치료를 필요로 합니다.

혹시 수면 장애를 일으키는 다른 내과적 질환이 있는지 검사해 봅니다. 수면장애를 일으키는 내과적 질환으로 갑상선 질환, 관절염, 수면무호흡증, 하지불안증후군 등이 있습니다.

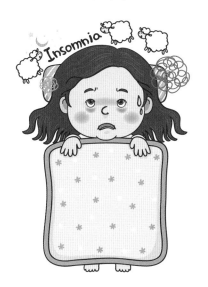

수면제는 일시적으로 사용하면 효과가 있기는 하지만 장기간 사용은 권장되지 않습니다.

폐경에 따른 기억력 감퇴와 집중력 저하

폐경 이행기 여성들은 기억력 감소와 집중력 저하를 흔하게 호소합니다. 이는 호르몬의 영향보다 연령 증가 자체가 원인입니다. 하지만 불규칙한 과다 출혈, 안면홍조와 수면 장애, 기분장애와 같은 폐경 증상으로 인한 스트레스도 기억력이나 집중력에 영향을 줍니다. 이러한 문제는 편안하게 생각하는 것이 좋습니다. 전화를 걸려고 했다가 누구한테 하려고 했는지, 혹은 내가 여기 왜 왔는지 가끔씩 잊는 것은 비단 한 두 사람만의 문제가 아닙니다. 이와 같은 증상이 반드시 알츠하이머병과 같은 치매의 전조 증상도 아닙니다.

규칙적인 운동이 신체를 건강하게 하듯이 기억력 훈련 역시 기억력의 감소를 막아줍니다. 나이와 관계없이 뇌를 많이 사용하는 것은 뇌세포 사이에 신호전달을 촉진합니다. 새로운 지식이나 사실을 기억하고 표현하는 것도 도움이 됩니다. 단어 게임이나 체스 혹은 낱말 맞추기, 스도쿠와 같은 숫자 게임을 하는 것도 좋습니다. 악기 연주를 배우거나 새로운 운동이나 언어, 컴퓨터를 배우는 것도 좋습니다. 책도 많이 읽고 세상에 대한 관심도 꾸준히 가지는 것이 좋습니다. 가족과 친구 그리고 친목 모임에도 참여하는 것이 도움이 됩니다.

규칙적인 운동이나 적정 체중을 유지하는 것, 그리고 균형 잡힌 식습관, 금연, 그리고 콜레스테롤 수치를 유지하고 혈당과 혈압을 유지하는 등 심장에 도움이 되는 생활 습관 등은 기억력의 감소를 막는데도 도움이 됩니다. 이와 함께 다음과 같은 방법을 사용하면 중요한 일들을 기억하는데 도움 받을 수 있습니다.

- 메모를 합니다. 일기를 쓰거나 달력에 메모를 하고 기억해야 할 것을 정리하여 자주 확인합니다.
- 물건들은 모두 제 위치를 정해놓고 그 곳에 보관합니다. 예를 들어 자동차 열쇠처럼 잊어버리기 쉬운 것들은 늘 한자리에 두도록 합니다.
- 항상 표시를 남깁니다. 예를 들어 물을 끓일 때는 아무 소리도 안 나는 주전자를 사용하지 말고 물이 끓으면 소리가 나는 주전자를 사용합니다. 요리를 할 때에도 타이머를 사용합니다. 이러한 간단한 처치가 화재를 막아 주기도 합니다.
- 반복 훈련을 합니다. 처음 만나는 사람의 이름을 기억할 때는 그 사람을 볼 때마다 이름을 떠올립니다.

제 3 장

조기폐경
나에게 이런 일이…!

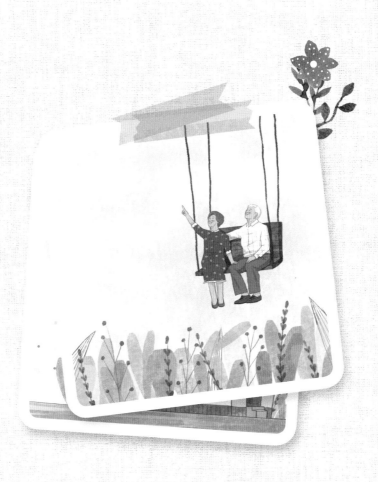

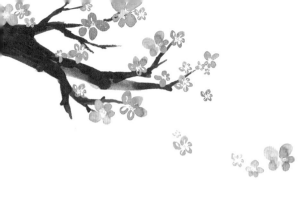

30대 중반 여성입니다. 전 7년전 대기업에 취직한 이후 업무 스트
레스가 많은 편이고, 식사도 불규칙한 편입니다. 평소 생리가 한
달에 한 번 정도로 규칙적이었는데, 작년 봄 이후에는 세 달에 한 번 정도로 생
리가 드물어 지더니, 올해는 6개월째 생리가 없습니다. 처음에는 스트레스나
식습관 때문에 그럴 수도 있겠지 하고 지내다
가 최근 혹시나 무슨 문제가 있는 것은 아닌지
병원에 가서 검사를 받았더니, 병원에서는 조
기 폐경이 의심된다고 하였습니다. 조기 폐경
이란 무엇이고, 왜 생기는 걸까요, 저는 앞으
로 어떻게 하면 좋을까요?

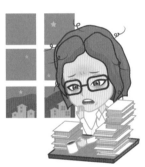

조기 폐경…도대체 왜?

여성의 평균 폐경은 50세 전후로 알려져 있는데 약 1%의 여성에서는 비
정상적으로 40세 이전인 비교적 젊은 나이에 폐경이 오게되며 이를 의학
적인 용어로 조기 폐경 혹은 일차성 난소부전이라 합니다. 일반적인 폐경
과 마찬가지로 월경이 없어지고 여성호르몬이 감소하여 이에 따른 증상들

이 나타나게 됩니다. 간혹 난소기능이 다시 정상적으로 회복되는 경우도 있으나 대부분의 경우에는 호르몬 치료와 정기적인 관찰이 필요하므로, 조기 폐경이 의심되면 원인에 대한 검사와 적절한 치료를 받는 것이 무엇보다 중요합니다. 조기 폐경은 다양한 원인에 의해서 발생하지만 많은 경우에서는 뚜렷한 원인이 발견되지 않습니다. 지금까지 알려진 원인들 중 가장 많은 부분을 차지하는 것이 염색체 이상입니다. 초경이 아예 없는 일차성 무월경의 약 50%에서 염색체 이상이 있는 것으로 알려져 있고, 초경은 있었지만 30세 이전에 월경이 없어지는 이차성 무월경의 경우 약 13%에서 염색체 이상이 동반되어 있었습니다. 하지만 염색체 검사에서 정상으로 나오는 경우도 많아 조기 폐경의 원인을 정확히 밝히는 데에는 어려움이 있습니다. 이외에도 난소 조직을 파괴하는 항체가 있어 난포를 파괴시키는 자가면역질환, 볼거리와 같은 감염에 의한 난소의 염증, 수술로 양쪽 난소를 제거하게 되는 경우에 조기 폐경이 올 수 있습니다. 최근에는 악성종양을 치료하기 위한 항암화학치료나 방사선 치료에 의해서 조기 폐경이 오는 경우가 늘고 있는데 항암치료제의 종류, 방사선 조사량 및 부위, 나이 등에 영향을 받으며 특히 이런 경우 일시적으로 난소의 기능이 상실되었다가 나중에 다시 돌아오는 경우도 종종 있습니다. 그 외 흡연도 조기 폐경의 유발 인자로 알려졌는데 담배에 포함되어 있는 다환탄화수소라는 물질이 생식세포독성을 보여 난포의 고갈을 일으키는 것으로 생각되고 있습니다.

일반적인 폐경과는 무엇이 다른가요?

50세 무렵 폐경을 맞는 대부분의 여성이 담담하게 현실을 받아들이는 것과는 달리 조기 폐경 여성은 충격에 휩싸이고 엄청난 정신적 갈등을 겪게 됩니다. 단기적인 증상으로 얼굴이 달아오르고 붉어지는 안면홍조, 기분의 변화, 질의 건조감, 성욕의 감퇴 등이 나타납니다. 장기적으로는 심장병과 골다공증 위험이 증가합니다.

조기 폐경의 전조증상으로 월경 이상이 오기 전에 안면홍조, 피로, 기분의 변화, 위축성 질염, 성교통, 빈뇨 등 여성호르몬 결핍 증상이 나타날 수 있으며, 가장 중요한 증상은 40세 이전에 월경이 끝나는 것입니다. 많은 환자들이 정상적인 월경이 있다가 갑자기 월경을 안하지만, 월경 불순도 첫 증상일 수 있으므로 무월경이 아니더라도 먼저 의심하는 것이 중요합니다.

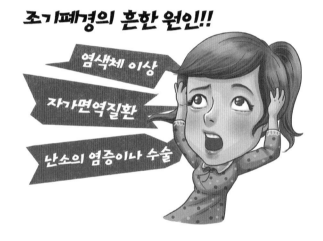

조기폐경의 흔한 원인!!
염색체 이상
자가면역질환
난소의 염증이나 수술

임신은 할 수 있나요?

무엇보다도 가장 큰 충격은 조기 폐경 여성들이 정상적인 임신이 거의 불가능하다는 것입니다. 현재까지 임신에 확실히 효과가 있다고 증명된 치료방법은 없습니다. 인터넷에서 임신에 효과가 있다고 선전하는 약제들은 대부분 검증을 거치지 않은 것들입니다. 그러나 약 5%의 조기 폐경환자에서는 호르몬 치료를 받는 도중 임신이 되는 경우가 있습니다. 또한, 다른 여성의 난자를 기증받아 실험실에서 정자와 수정을 하고 조기 폐경 여성의 자궁에 착상시키는 방법을 시도할 수 있으나 이 방법을 통해 임신한 경우 태어난 아이는 여성과 유전적으로 아무런 관련이 없습니다. 따라서 난자 기증을 받아서 아이를 임신하기로 결정하기 전에 충분한 상담을 거쳐야 합니다.

조기 폐경은 어떻게 진단하나요?

초경이 없거나 더 이상 월경을 하지 않는 경우, 그리고 임신이 잘 되지 않는 경우 조기 폐경을 의심할 수 있습니다. 이런 경우 산부인과에서 여러 검사를 시행하여 조기 폐경 여부를 진단합니다. 기본적인 부인과 진찰, 임신 여부에 대한 평가, 초음파 검사, 그리고 성선자극호르몬과 여성호르몬을 측정하고 필요에 따라서 염색체 검사를 시행합니다. 또한, 갑상선질환이나 고프로락틴혈증도 무월경을 유발할 수 있기 때문에 이에 대한 평가도 이루어지게 됩니다.

앞으로는 무슨 일이 생길까요?

젊은 여성에서 나타나는 조기 폐경은 육체뿐만 아니라 정신 건강에도 많은 영향을 미치게 되어 우울증 등 신경 증상을 동반하게 됩니다. 자녀가 있는 경우에는 문제가 되지 않으나 아직 미혼이거나 결혼을 한 경우에도 불임이 되어서 본인과 가족 간의 문제를 야기할 수 있습니다. 또한, 부부간의 성생활에도 영향을 미치므로 빨리 진단하여 적절한 호르몬 치료를 받아야 합니다.

또 염색체 이상을 가지고 있는 환자에서는 유전상담이 필요한데, 유전자 검사에서 Y 염색체가 있는 경우 나중에 난소에 악성 종양이 생길 수 있기 때문에 성선제거술을 시행하여야 합니다. 그리고 이 환자들은 대부분 일차성 무월경이거나 초경이 있은 후 2~3년 이내에 무월경이 되어서 이차 성징의 발현이 부진하게 되므로 여기에 따르는 호르몬 치료를 받아야 합니다. 대개 흔히 보는 "터너씨 증후군"은 무월경 뿐 아니라 합병증도 있으므로 내과적 치료도 항상 같이 생각하여야 합니다.

치료를 꼭 해야 하나요?

조기 폐경 환자에서의 치료는 정상 폐경 여성에서와 같은 호르몬 치료를 해야 하는데, 조기 폐경 환자는 여성호르몬의 소실이 급격히 이루어지고 기간이 길어서 정상적인 폐경보다 여성호르몬 투여의 필요성이 더욱 높습니다. 조기 폐경 환자의 약 70%에서 골밀도 감소가 있다는 보고도 있고, 폐경 기간이 오래 될수록 외음부 위축증이나 골다공증 등의 폐경 질환의 발생 빈도가 높아지므로 조기 폐경 환자는 가능한 한 일찍 호르몬 치료를 시작해야 합니다. 뿐만 아니라 조기 폐경 여성은 심혈관계 질환 및 이와 관련된 사망률이 증가한다고 알려져 있는데 이는 조기 폐경에 따른 여성호르몬의 결핍이 혈관 내피세포의 기능을 저하시키고 이로 인해 죽상동맥경화증이 발생할 수 있기 때문입니다. 조기 폐경 여성의 건강한 혈관에서는 여성호르몬이 오히려 죽상동맥경화증의 발생과 진행을 늦추고 예방하는 효과가 있습니다.

호르몬 치료를 받으면 월경이 다시 올 가능성이 더 높아집니다. 하지만 조기 폐경 여성은 호르몬 치료를 한다고 해도 같은 연령의 정상 여성에 비해 여성호르몬의 혈중 농도가 낮습니다. 그러므로 조기 폐경 여성에게 여성호르몬을 이용한 호르몬 치료는 갑상선저하증 환자에게 갑상선호르몬을 투여하는 것처럼 난소에서 만들어야만 하는 여성호르몬을 보충하는 진정한 의미의 호르몬 대체 요법이라고 할 수 있습니다.

호르몬 치료는 최소한 평균 폐경 연령까지 치료를 지속해야 하며 이후에는 환자의 개별적인 필요에 따라 치료 기간을 연장할 수 있습니다. 조기 폐경 환자는 적절하고도 충분한 기간의 호르몬 치료를 시도함으로써 호르몬 부족에 의한 여러 부작용을 사전에 예방하는 것이 필요합니다.

제 4 장

폐경과 심혈관질환

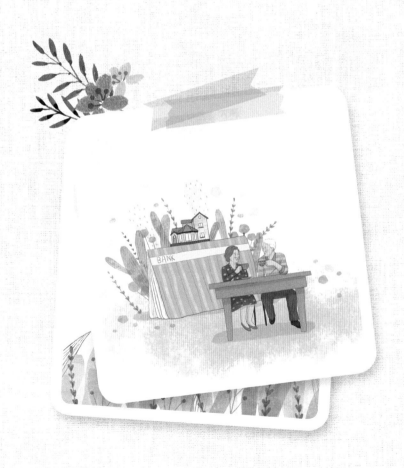

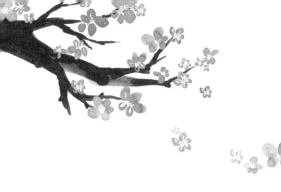

저는 50대 중반 여성입니다. 30대에 두 자매를 출산한 이후 꾸준하게 체중이 증가해서 지금은 결혼 전보다 무려 30kg 정도 증가하였습니다. 친정 어머니도 살이 많이 찐 편이고, 고혈압과 당뇨 투병 중 뇌졸중으로 수년째 병상에 계신데, 저도 3년전 생리가 끊어질 무렵 건강 검진에서 혈압이 높고, 콜레스테롤도 높다는 얘기를 들어 걱정이 되었습니다. 그 이후에는 나름대로 야채나 과일 등 몸에 좋은 음식을 먹고, 나름 노력하지만 나이도 있고 이제는 쉽게 몸이 이전처럼 돌아가지는 않는 것 같습니다. 폐경 이후에 배는 더 많이 나오는 것 같고, 쉽게 지치며 가끔 두통도 있어 어머니처럼 다른 질환, 합병증이 생길까 두려운데, 어떻게 해야 될 지 잘 모르겠어요.

심혈관계 질환은 가장 중요한 노인성 질환입니다. 여성에서는 폐경 이후 동맥경화증의 중요한 위험인자인 고지혈증, 고혈압, 그리고 당뇨의 위험이 증가하여 심혈관계 질환의 발생이 뚜렷하게 증가합니다. 폐경에 따른 여성 호르몬 감소가 주요 원인이므로, 폐경 여성 초기에는 심혈관 건강을 고려하여 호르몬 치료를 적극적으로 해야 합니다.

여성에게 나타나는 심혈관계 질환의 특징은 무엇인가요?

폐경 전 여성들은 나이에 따른 심혈관계 질환의 발생이 남성에 비해 10년 늦으며 이러한 차이는 내인성 여성호르몬의 보호 작용에 의한다고 생각되고 있습니다. 즉, 폐경 전 여성에서의 내인성 여성호르몬이 혈관 내막 세포의 기능 장애, 혈관 구조 변화를 억제하고, 콜레스테롤을 낮추며 혈관 긴장도를 호전시켜 심혈관계 질환의 발생을 지연시키는 것으로 알려져 있습니다. 실제 45-64세 사이의 남성은 같은 연령대의 여성에 비해 심혈관계 질환 발생 빈도가 높고, 폐경이 되어 여성호르몬의 분비가 저하되면 성에 의한 유병률의 차이는 좁혀집니다.

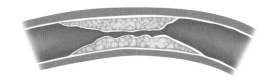

폐경이 되면 심혈관계 질환의 발생 위험이 증가하나요?

심혈관계 질환은 주로 심장질환과 뇌혈관질환을 말하며, 혈관의 탄력이 감소해서 굳어지는 현상인 동맥경화증이 흔한 원인입니다. 노년기에는 심혈관계 질환에 의한 사망이 오히려 암에 의한 사망보다 많을 정도로 중요한 사망 원인입니다.

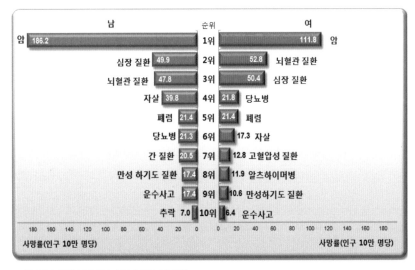

남	순위	여
암 186.2	1위	111.8 암
심장 질환 49.9	2위	52.8 뇌혈관 질환
뇌혈관 질환 47.8	3위	50.4 심장 질환
자살 39.8	4위	21.8 당뇨병
폐렴 21.4	5위	21.4 폐렴
당뇨병 21.3	6위	17.3 자살
간 질환 20.5	7위	12.8 고혈압성 질환
만성 하기도 질환 17.4	8위	11.9 알츠하이머병
운수사고 17.4	9위	10.6 만성하기도 질환
추락 7.0	10위	6.4 운수사고

사망률(인구 10만 명당)　　　　　　　　　　　　　사망률(인구 10만 명당)

▲ 2013년 성별 사망원인 순위 (출처: 통계청)

난소 기능이 유지되는 폐경 전 여성에서는 심혈관계 질환이 남성보다 약 10년 늦게 발생하지만, 폐경이 되면 여성에서의 발생이 빠르게 증가합니다. 심근경색은 심장에 혈액을 공급하는 혈관이 막혀 발생하는데, 폐경 전 여성에서의 발생 빈도는 같은 연령의 남성에 비해 낮지만 폐경이 되면 발생 위험이 가파르게 증가하여 70~80대에는 남성과 비슷한 정도에 이르게 됩니다. 특히 조기 폐경 환자들은 자연 폐경보다 심근경색의 위험이 증가하며, 심혈관계 질환에 의한 사망률도 여성에서 더 높습니다. 이러한 성별 간의 발생 양상의 차이는 여성호르몬의 결핍이 심장질환의 중요한 원인일 수 있음을 의미하는데, 실제로 앞서 언급한 바와 같이 여성호르몬은 혈관을 이완시키고, 동맥경화의 발생과 진행을 억제하는 등의 다양한 직, 간접적인 심혈관 보호 효과가 있습니다. 한편 뇌혈관질환에 대한 폐경의 직접적인 영향은 아직 분명하지 않지만, 심장질환과 마찬가지로 10년의 성

차이가 있으며, 뇌혈관질환으로 인한 사망률이 여성에서 낮고, 일찍 폐경이 시작되면 뇌졸중의 위험도 증가하는 것을 볼 때, 심장질환처럼 여성호르몬 결핍이 뇌혈관질환의 발생에 영향을 주는 것으로 생각됩니다.

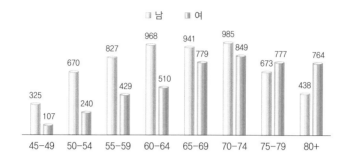

▲ 허혈성 심장 질환 그래프

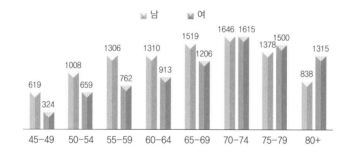

▲ 뇌혈관 질환 그래프

심혈관계 질환 발생의 위험인자로 연령, 성별, 가족력, 고지혈증, 고혈압, 당뇨, 그리고 흡연이 중요한데, 폐경은 다양한 심혈관계 질환의 위험인자에 영향을 주기 때문에 심혈관계 질환 발생의 위험이 증가하게 됩니다. 먼저, 콜레스테롤이 상승하는 고지혈증은 심장질환의 매우 중요한 위험인자입니다. 여성은 남성에 비해 나쁜 콜레스테롤인 저밀도지단백콜레스테롤 수치는 낮은 반면, 좋은 콜레스테롤인 고밀도지단백콜레스테롤은 높습니다. 하지만 폐경 이후 저밀도지단백콜레스테롤이 빠르게 증가하고, 중성지방도 증가하여 질환 발생 위험이 상승합니다. 혈압은 폐경 전 여성에서 같은 연령의 남성에 비해 낮게 유지되지만, 폐경 이후 수축기 혈압이 남성에 비해 빠르게 증가하여 나이가 들수록 여성 고혈압 환자가 큰 폭으로 증가합니다. 폐경 이후의 혈압 상승은 동반되는 체중 증가 및 고지혈증과 함께 심혈관계 질환의 발생과 사망률을 높이는 중요한 원인이 됩니다. 심혈관계 질환의 위험인자인 대사증후군 역시 폐경 이후 증가하는데, 허리가 잘록하고 둔부에 지방축적이 많은 배모양의 체지방 분포를 보이는 폐경 전과는 달리, 폐경 후에는 체지방이 증가하고 복부에 지방축적이 많아져 남성과 비슷한 체형으로 변하게 됩니다. 이러한 복부비만은 대사증후군의 원인이 되며, 당뇨 위험도 증가시키게 됩니다.

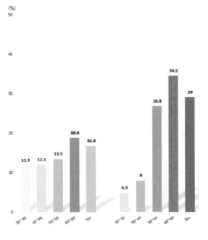

▲ 연령별 고지질혈증 유병률, 2013년
  (출처: 질병관리본부)

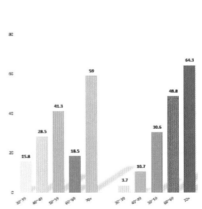

▲ 연령별 고혈압 유병률, 2013년
  (출처: 질병관리본부)

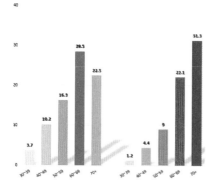

(%)

▲ 연령별 당뇨 유병률, 2013년 (출처: 질병관리본부)

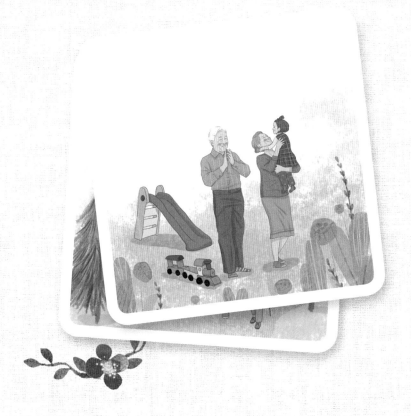

제 5 장

폐경과 뇌기능

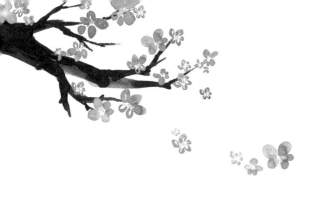

상담 저는 대학생 아들 2명을 둔 50대 여성입니다. 보통의 주부처럼 가정을 꾸리며 남편과 아이들을 뒷바라지하며 열심히 살아왔는데 1년 전 생리가 끊어지면서 삶의 의욕이 떨어지고, 우울증이 찾아왔습니다. 신경정신과 상담 및 치료를 받기도 하고, 불면증에 시달리면서 수면제를 먹기도 하였으나 이전처럼 활력있는 생활로 돌아가지는 못하고, 최근에는 건망증도 심해지고, 책이나 신문 등의 내용을 이해하는 정도도 예전만 못한 것 같아 더욱 심란합니다. 폐경이 되면 저같이 감정적으로 힘들어지고, 뇌기능도 떨어져 결국 치매에 이르게 되는 건가요? 요즘 이런 생각을 하다 보면 더욱 마음이 복잡해지고 힘들어지는 것 같습니다. 전 어떻게 하면 좋을까요?

인간의 뇌는 약 1,390억 개의 신경세포로 구성되어 있으며, 40~50대가 되면 신경세포의 수가 감소하기 시작하며 60대가 되면 뇌의 위축 정도가 현저하게 됩니다. 폐경 후 여성호르몬의 급격한 감소는 뇌의 습득과 기억, 공간감각적 기능에서의 노화 진행에 중요한 역할을 할 것으로 생각됩니다.

폐경은 다양한 심리사회적 스트레스와 신체적, 정서적 변화를 경험하는 시기입니다. 이때 발생되는 우울증은 직접적인 호르몬의 변화와 관련되기보다는 심리적 정서변화 또는 잠재되어 있던 우울증의 발현과 관계가 깊을 수 있습니다. 반면 수면 장애는 다른 기저질환에 대한 충분한 검사와 감별 진단을 시행한 후, 여성호르몬 치료를 고려해 볼 수 있으며 이것은 수면의 질의 향상에 도움이 될 수 있습니다.

여성호르몬과 뇌기능

뇌에 대한 여성호르몬의 작용은 생식 기능과 관련하여 난포 성숙과 배란 조절에 중요한 시상하부 및 뇌하수체에 초점이 맞추어져 왔습니다. 그러나 최근 연구 결과, 여성호르몬이 다양한 학습과 기억, 감정상태 등 뇌의 여러 기능에 관여한다는 사실이 밝혀짐에 따라 생식기관이나 유방처럼 뇌도 여성호르몬의 중요한 표적 기관으로 생각되고 있습니다.

여성호르몬의 뇌에 대한 작용 기전은 크게 신경조직의 성장 촉진과 신경 보호로 나눌 수 있습니다. 여성호르몬은 신경세포의 성장과 신경세포를 연결하는 시냅스를 증가시키며, 산화 스트레스나 신경독성 물질 및 혈류장애로 인한 손상으로부터 신경 세포를 보호합니다. 그 외 신경전달물질, 뇌혈류, 뇌의 당 대사 및 면역 기능을 조절함으로써 간접적인 효과를 나타냅니다.

우울증은 폐경과 관련이 있나요?

일반 여성에서 폐경과 우울증 발병 사이의 관계는 아직 확실하지 않습니다. 폐경 자체보다는 진단되지 않은 우울증이 있었거나, 안면홍조와 같은 신체적 증상과 관계없는 건강 문제나 사회적 환경이 폐경 여성에서 흔히 볼 수 있는 기분 장애의 주된 원인으로 생각됩니다.

이 시기의 여성의 심리적 특징은 자녀의 자립에 의한 육아 역할의 상실감, 자녀나 남편과의 갈등에 의한 자기 자신의 유아기 갈등의 재현화, 부부만의 생활에 의한 문제의 표면화, 근친자의 간호나 죽음에 의한 심신의 과로나 상실감, 체력과 용모의 변화에 대한 불안, 건강에 대한 불안 등 상실감, 자기부정감, 자기혐오감 등의 부정적인 기분이 강해지는 것이 특징으로, 빈둥지 증후군 으로 이미 잘 알려져 있습니다.

또 여성의 연령과 스트레스의 관련성을 조사한 연구에 의하면 45-49세가 스트레스가 많이 경험한다고 응답한 비율이 가장 높은데, 이 연령은 여성이 폐경기에 접어드는 시기와 일치하므로, 폐경 전후의 시기는 심리, 사회적으로 불안정하여 전 연령을 통해서 가장 스트레스를 받기 쉬운 시기라고 할 수 있습니다.

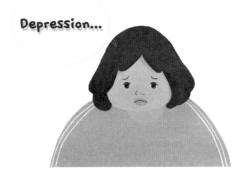

수면장애는 폐경과 관련이 있나요?

수면장애 및 이에 따른 활동의 장애를 호소하는 수면에 대한 불만족은 폐경 여성의 9-15%에서 나타나 동일 연령의 남성보다 높습니다. 밤에 발생하는 안면홍조와 땀흘림이 수면의 질에 영향을 주게 되고 만성적인 수면

장애를 초래할 수 있습니다. 또한, 우울증과 함께 기분장애가 있는 여성에서 수면에 대한 불만이 더 많은데, 수면장애를 호소하는 여성의 50-90%에서 우울증이 진단되었다고 보고되었을 정도로 수면장애는 우울증의 위험요소이자 초기 증상일 수 있습니다.

그러므로 폐경 여성의 수면장애는 단순한 수면장애에 대한 의학적 접근뿐만 아니라 정서적인 상담이 함께 필요하며 다양한 각도의 접근이 필요할 것입니다. 다만, 다른 정서적 변화를 동반하지 않고 폐경 전후에 새롭게 발생된 수면 장애 또는 동반되는 신체적인 문제가 있다면 여성호르몬 치료를 우선적으로 고려해볼 수 있습니다. 폐경 증상이 있는 여성에서 여성호르몬 치료는 수면의 질을 개선하여 쉽게 잠들게 하며 깊은 잠을 잘 수 있도록 도움을 줄 수 있으므로 일상생활의 장애와 정서적인 스트레스를 해결할 수 있을 것입니다.

폐경은 인지기능 저하와 관련이 있나요?

폐경 여성들은 건망증이라고 하는 주관적인 기억력의 감소를 흔히 호소합니다. 그러나 이러한 단기 기억의 감소는 어느 연령에서나 나타날 수 있으며, 기존 연구에서도 중년 여성의 혈중 여성호르몬의 수치는 기억력 및 다른 인지기능과는 연관성이 없는 것으로 보고되고 있습니다. 따라서 단순한 건망증과 같은 기억력의 감소는 일반적으로 노화와 관련된 증상이라고 생각하는 것이 옳습니다.

폐경이 치매와 관련이 있나요?

치매는 인지기능의 감소로 사회생활 혹은 직업 수행에 심각한 장애를 경험하는 퇴행성 뇌질환으로, 중년에는 드물지만 65세 이후 발생이 급격히 증가하여 노인의 약 10%가 이 병을 앓고 있습니다. 최근 평균 수명의 증가로 개인뿐 아니라 사회 국가적으로 그 중요성이 더 부각되고 있습니다. 치매의 주요 원인으로는 알츠하이머병과 혈관성 치매가 있는데, 알츠하이머병에 의한 치매가 보다 흔합니다.

일부 연구에서는 여성호르몬을 포함하는 호르몬 치료를 받은 여성에서 알츠하이머병의 발병률이 30-40%까지 감소하였는데, 이러한 결과들은 여성호르몬의 생물학적 작용에 대한 이론과 부합됩니다. 여성호르몬은 뇌의 기억중추인 해마의 작용을 강화시키는 역할을 하는데, 해마의 신경 세포 시냅스의 활성을 증가시키며 기억에 있어 중요한 신경전달물질인 아세틸콜린의 생성을 증가시킵니다. 또한, 알츠하이머병을 앓고 있는 환자의 뇌에서 발견되는 중요한 생물화학적 단백질인 베타 아밀로이드의 생성을 감소시키는 역할을 한다고 알려져 있습니다.

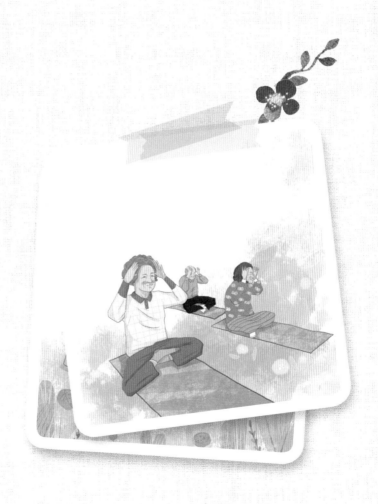

· 제 6 장 ·

폐경과 비뇨생식기

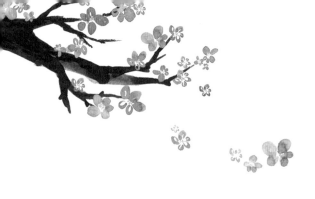

　폐경 후 발생하는 여성 호르몬의 변화는 비뇨생식기에도 영향을 미치게 되어, 폐경 여성은 소변을 자주 보고 참을 수 없게 되고, 밤에도 화장실을 드나들게 되어 자주 깨게 되는 증상을 경험하게 되며, 방광염이 자꾸 재발하고 잘 걸리는 상태가 나타납니다. 이러한 증상은 치명적이지는 않지만, 삶의 질을 떨어뜨리고 사회활동 및 여가생활에 제약을 가져오게 됩니다.

　폐경 후 여성호르몬의 결핍으로 인해 비뇨기의 요도와 방광벽 점막에도 위축성 변화가 발생하고 폐경 이후 진행되는 노화 또한, 전체적인 골반근육의 양과 긴장도를 감소시키고 신경퇴화를 가져와 방광기능도 저하되게 됩니다.

비뇨기계 위축성 변화로 인한 증상은 어떤 것이 있나요?

　방광의 출구와 요도의 점막 그리고 이들을 둘러싸고 있는 조직들이 얇아지고 방광과 요도의 지지구조물이 약화됨에 따라 방광의 조절능력이 떨어져 빈뇨, 야간뇨, 절박뇨를 호소하게 되며, 기존에 가지고 있던 요실금 증상이 더 심해지게 됩니다. 또한, 요도상피의 위축으로 인해 요로감염에 취약하게 되어 빈뇨, 절박뇨 뿐만 아니라, 배뇨통, 잔뇨감을 동반하는 방광염이 호발하게 됩니다.

빈뇨, 야간뇨, 절박뇨란?

빈뇨는 하루 24시간 동안 8회 이상 자주 소변을 보는 경우, 야간뇨는 취침 시간 중 2회 이상 깨어나 소변을 보는 경우로 정의합니다. 절박뇨는 소변이 갑자기 마려워지며 이를 참을 수가 없어 화장실로 가야만 되는 경우로 정의하는데, 절박뇨가 심해지면 소변을 보러 가는 도중에 또는 화장실에 들어가 속옷을 내리면서 소변을 흘리게 되는 절박성 요실금 증상을 경험하기도 합니다.

요실금이란?

요실금이란 본인의 의지와는 상관없이 의도하지 않게 소변을 흘리는 증상으로 크게 복압성 요실금과 절박성 요실금으로 나눌 수 있습니다. 복압성 요실금이란 기침이나 줄넘기를 하거나 웃을 때처럼 배에 힘이 들어갈 때 소변을 흘리는 현상으로, 여성 요실금의 가장 흔한 형태입니다. 절박성 요실금이란 갑작스럽게 요의를 느껴 소변을 참지 못하여 화장실에 빨리 가지 않으면 소변을 속옷에 적시는 경우입니다. 이러한 복압성 요실금과 절박성 요실금이 같이 혼재해있는 경우를 혼합성 요실금이라 칭합니다.

과민성 방광이란 무엇인가요?

갑작스런 요의와 함께 소변을 참을 수가 없는 절박뇨가 주된 증상으로 빈뇨, 야간뇨가 동반되는 증상 증후군을 과민성 방광으로 일컫습니다. 초기에는 빈뇨, 야간뇨로 시작해서 중증으로 진행되면 소변이 마려우면 갑작스럽고 강한 요의감으로 참을 수 없어 소변을 보러 가는 도중에 소변을 흘리는 절박성 요실금을 경험하기도 합니다. 미국 성인에서의 유병률이 11% 내외라고 알려져 있습니다. 우리나라에서도 많은 여성이 이로 인해 일상생활에 불편을 느끼지만 단순히 나이가 들어 생기는 증상으로 생각하며 참고 있는 것으로 추정됩니다. 과민성 방광의 원인은 정확히 밝혀지지 않았으며, 노화, 여성호르몬 결핍, 비만, 당뇨병, 대사증후군 등이 원인으로 작용할 수 있을 것으로 생각되고 있습니다.

빈뇨, 절박요, 요실금과 같은 요증상을 예방할 수 있는 방법이 있나요?

요증상은 배변활동, 식습관과 운동과 같은 생활습관과 밀접한 연관이 있으므로 이들을 잘 관리하는 것이 중요합니다.

1. 적당한 양의 물을 섭취하도록 합니다. 적당한 수분섭취는 변비와 방광염을 예방하는 효과가 있습니다. 그러나 과도한 양의 물섭취 또는 늦은 저녁의 음주는 요증상을 악화시킵니다.
2. 흡연, 알콜, 카페인이 함유된 음료 (커피, 홍차, 콜라, 쵸콜렛 음료)나 산성 음료 (오렌지 쥬스, 토마토 쥬스, 자몽쥬스)는 방광을 자극하여 요증상을 악화시

킬 수 있습니다.

3. 회음부를 청결하게 유지하며, 소변이나 대변이 묻은 속옷이나 패드를 장기간
   착용하지 않도록 합니다. 회음부의 불량한 위생상태는 방광염의 호발 원인이
   되어 요증상을 악화시킵니다.

4. 비만으로 인한 과도한 복압 상승은 요증상을 악화시키므로 체중을 감량하도록
   합니다.

5. 규칙적인 운동을 하도록 합니다. 규칙적인 걷기 운동은 하체를 강화하고 골반
   을 지탱하는 근육을 발달시켜 방광기능의 저하를 예방합니다.

6. 기침 또는 웃을 때와 같이 배에 힘이 들어가는 경우에, 아래 괄약근에 힘을 주
   어 오므리면서 기침을 해서 소변이 새지 않게끔 하는 법인 케겔 운동 또는 골반
   근육운동을 훈련할 수 있습니다.

7. 소변을 참기 어렵거나 자주 화장실을 간다면 소변시간과 소변양을 첵크하는 배
   뇨일지를 작성하여 배뇨간격을 확인한 다음 30분정도 소변을 참아 소변 보는
   간격을 늘려가는 방광훈련을 해 볼 수 있습니다.

폐경이 된 이후에 방광염에 자주 걸립니다. 예방법이 있나요?

폐경 후 여성호르몬의 결핍은 비뇨기 감염의 원인이 되므로 폐경 여성이 반복적으로 요로감염을 경험하는 경우에는 여성호르몬의 국소적 치료가 도움이 됩니다. 평소에 폐경 여성이 방광염을 예방할 수 있는 생활습관을 소개하면 다음과 같습니다.

1. 소변을 참지 말고 소변을 보도록 합니다.

2. 배변 후에는 휴지를 앞에서 뒤로 닦아 세균이 요도나 질로 침입하는 것을 막도록 합니다.

3. 가능하면 면내의를 매일 갈아입도록 합니다.

4. 꽉 끼는 하의를 피하여 하체가 늘 서늘하고 통풍이 잘 되도록 합니다.

5. 뜨거운 욕조나 염소소독을 한 수영장을 가능한 적게 사용하도록 합니다.

6. 방향제가 함유된 휴지, 파우더, 거품비누 사용을 피하도록 합니다.

7. 여성 청결용품은 요도를 자극할 수 있으므로 사용하지 않도록 합니다.

8. 크랜베리 쥬스를 마시는 것도 방광염을 예방하는 하나의 방법이 될 수 있습니다.

제 7 장

폐경과 골다공증

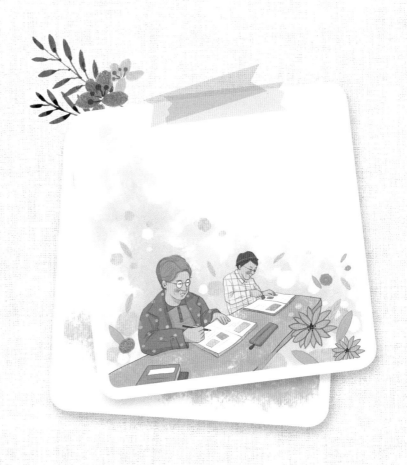

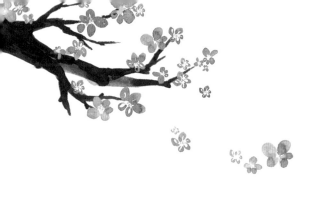

폐경이 되면 허리, 골반, 다리 통증을 호소하시는 분들이 증가합니다. 이분들은 대부분 뼈에 문제가 있다고 생각하여 골다공증 검사 및 치료방법을 상의하곤 하는데요, 사실 골다공증은 고혈압이나 당뇨병처럼 증상이 없이 진행되다가 골절이 생기면 통증이 나타날 수 있습니다. 그래서 골다공증을 '소리없는 뼈도둑'이라고 합니다.

골다공증이란 무엇인가요?

골다공증이란 뼈 안에 골량이 감소되어 약한 외부 충격에도 쉽게 뼈가 부러질 정도로 뼈가 약해진 상태를 말합니다. 사람의 뼈는 태어나면서부터 계속 자라고 굵어져 약 30세 정도에 가장 튼튼해지는데, 이 시기에 칼슘 등 영양소의 양이 가장 많아져 최대 골량을 형성하기 때문입니다. 뼈는 활동이 왕성한 장기여서 30세 이후에도 끊임없이 새로운 뼈가 형성되고골 형성, 또 낡은 부분은 흡수되는골 흡수 과정이 반복됩니다. 형성되는 뼈보다 흡수되는 뼈가 더 많을 때 뼈가 약해지는 골 소실이 발생하게 되며 이러한 골 소실이 심해지면 골다공증이 생기게 됩니다. 골 소실이 같은 비율로 생길 경우 최대 골량치가 높은 사람보다 낮은 사람에서 골다공증이 일찍 오게 됩니다. 처음에는 허리뼈부터 약해지기 시작하여 넓적다리뼈, 손목뼈들이 약해지고 쉽게 부러지게 됩니다. 골다공증은 증상이 없으나 골절이 생기는 경우에는 통증을 느끼게 됩니다. 일단 발생된 골다공증은 정상으로 회복되기 힘들기 때문에 되도록 빨리 발견하여 예방하는 것이 중요합니다.

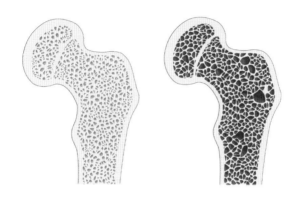

골다공증의 원인은 무엇인가요?

젊었을 때 최대 골량치가 낮거나, 또는 새로 형성되는 뼈보다 흡수되는 뼈가 많은 경우 골다공증이 발생하게 됩니다. 최대 골량은 유전 인자와 환경 인자들_{성장기의 영양, 운동 등}에 의해 결정됩니다. 골 소실이 잘 되는 원인 중에 여성의 경우 폐경으로 인한 여성호르몬의 감소가 가장 중요하며, 연령의 증가로 인한 부갑상선호르몬의 증가, 여러 내분비질환, 소화기질환, 악성종양, 약물, 정신과질환, 유전질환 등이 있습니다.

골다공증은 누구에게 잘 오나요?

다음과 같은 요인들을 지닌 경우 골다공증의 위험이 증가합니다.

유전적 요인	생활습관 및 영양	질병	약제
· 백인 또는 아시아인 · 어머니의 골절 병력 · 작은 체구 · 45세이하의 조기 　폐경	· 지속되는 이차 　무월경 · 흡연 · 과도한 알코올 섭취 · 비활동성 · 지속된 움직임저하 · 저체중	· 신경성 무식욕증 · 소화 흡수장애 · 부갑상선 기능 항진증 · 갑상선 기능 항진증 · 성선 기능 저하 · 유즙 분비 종양 · 쿠씽씨 병 · 골형성 부전증 · 류마티스 관절염 · 만성 폐쇄성 폐질환 · 만성 신경장애 · 만성 신부전증 · 제1형 당뇨병 · 장기 이식 후	· 스테로이드 사용 · 갑상선호르몬 과다 　사용 · 항응고제 · 항암제 · 항전간제 · 인산 결합 제산제

　이런 위험 요인이 2개 이상 있거나 폐경 여성들은 골다공증에 대한 검사가 권유되며, 6개월 이상 무월경이 지속되는 젊은 여성도 여성호르몬이 낮아 골다공증의 위험도가 높을 가능성이 있기 때문에 역시 검사를 받아야 합니다.

골다공증 골절은 누구에게 잘 오나요?

다음과 같은 요인들을 지닌 경우 골다공증의 위험이 증가합니다.

골다공증의 위험인자

- 폐경
- 고령
- 골다공증 가족력
- 마르고 작은 체형
- 커피와 알코올의 과도한 섭취
- 운동량이 적은 생활습관
- 흡연
- 칼슘섭취 부족
- 스테로이드제나 항경련제 같은 특정 약물의 복용

또한, 낙상 위험의 위험이 있는 경우 위험 인자를 효과적으로 제거하여야 낙상 위험을 낮출 수 있고 결국 골절을 예방할 수 있게 됩니다. 골다공증 골절은 골다공증의 가장 심각한 합병증으로서 통증을 일으킴과 동시에 일상생활에 지장을 주게 됩니다. 또한, 골절로 인해 노년기에 조기 사망을 가져올 수 있어 예방 및 치료가 중요합니다.

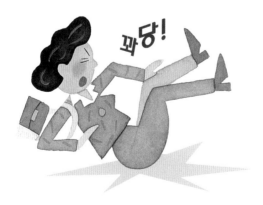

낙상의 위험인자		
환경적 인자	내과적 위험인자	신경 근육성 위험인자
• 어두운 조명 • 보행에 방해되는 물건, 가구 • 미끄러지기 쉬운 목욕실, 양탄자 • 결빙, 적설	• 고령, 여성 • 낮은 시력, 부정맥, 요실금 • 낙상력 • 기립성 저혈압, 기동 및 체위변동 제한 • 진정제 (마약성 진통제, 항경련제, 향정신성 약물 등) • 우울증, 불안증, 인지능력 저하 • 영양 실조, 비타민 D 결핍증	• 평형 감각 실조 • 근력 약화 • 척추 기형

골다공증 골절의 예방은 어떻게 하나요?

가장 중요한 것은 젊을 때 골밀도를 증가시키는 것입니다. 성장기에 운동 및 충분한 영양공급특히 칼슘과 비타민 D으로 최대 골량을 만들어야 합니다. 또한, 폐경 이후 골다공증의 예방 및 치료를 위해 효과적인 약물의 복용이 중요합니다. 그리고 골다공증 골절이 빈발한 노년층에서는 낙상을 예방해야 합니다. 즉 미끄러운 곳을 없애고특히 목욕탕이나 마루 등 편한 신발을 신으며 시력 및 청력을 잘 유지해야 합니다. 균형 유지와 골밀도에 도움이 되는 근육강화 운동을 병행한다면 더 좋습니다.

골다공증의 진단은 어떻게 하나요?

골다공증의 가장 정확한 진단법은 직접 골 조직을 얻어 검사하는 것입니다. 하지만 이 방법은 특수한 경우에만 시행하고 대부분은 골밀도를 측정

합니다. 골밀도의 특정 방법으로 이중에너지 방사선 흡수법DXA, 정량적 초음파법, 정량적 전산화 단층촬영 등이 많이 이용되고 있으나 이중에너지 방사선 흡수법을 이용하여 허리뼈와 엉덩이뼈를 촬영하여 골밀도를 측정하는 것이 가장 정확한 방법입니다.

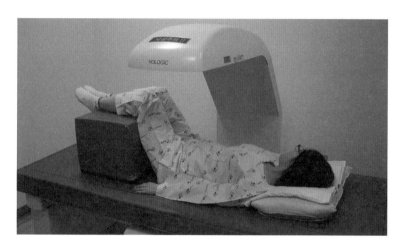

정상	T 점수 〉−1
골감소증	−1 ≥ T 점수 〉−2.5
골다공증	T 점수 ≤ −2.5
심한 골다공증	T 점수 ≤ −2.5 이면서 골다공증성골절 동반

일반적으로 골밀도 검사는 연령에 상관없이 6개월 이상 무월경이 지속된 경우, 65세 이상, 방사선 사진에서 척추 골절이나 골다공증이 의심될 때, 골다공증 치료를 시작하거나 받고 있는 사람의 경우에 시행합니다.

골다공증의 관리는 어떻게 하나요?

1. 비약물적 방법

1) 영양 상태 개선

뼈 건강에 가장 중요한 영양소는 칼슘과 비타민 D 입니다. 그 외에도 단백질, 지방산, 무기질과 다른 비타민 등이 뼈의 건강과 관련이 됩니다.

칼슘은 우유 등의 유제품과 녹황색 채소나 두부 등의 식물성 식품과 멸치, 뱅어포 등의 어류와 해조류에 많이 들어 있습니다. 이러한 식품들을 하루 2~3회 이상 섭취하시는 것이 필요합니다. 폐경 여성에서 하루 섭취 권장량은 1,200 mg입니다.

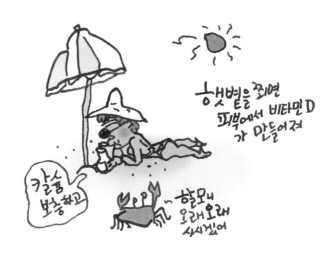

비타민 D는 자외선에 의해 피부에서 만들어지거나 우유, 생선 간유, 달걀 노른자 등에 함유되어 있습니다. 보통 하루 권장량은 800 IU 입니다.

결론적으로 골다공증의 예방 및 치료를 위한 식이는 칼슘이 풍부한 식품을 하루 2~3회 섭취하고, 소금을 적게 먹고 단백질이 풍부한 고기와 생선을 충분한 양의 채소와 함께 골고루 먹는 것이 중요합니다. 특히, 콩에 함유된 '이소플라본'이란 성분은 여성호르몬인 '에스트로겐'과 비슷한 작용을 하기 때문에 갱년기 증상을 약화시키는데에도 도움이 됩니다. 비만을 예방하기 위해서 과식과 편식 역시 피하는 것이 좋습니다.

2) 적절한 운동

적절한 운동을 해야만 뼈가 건강하게 유지 될 수 있습니다. 나이가 듦에 따라 근육의 무게와 함께 뼈의 무게가 감소하므로 노인들도 운동을 하면 근육량을 증가시켜 골소실을 줄일 수 있습니다. 골소실의 예방에 가장 중요한 운동은 걷기와 같은 체중부하 운동입니다. 이와 함께 근력을 강화하기 위한 근육수축 운동도 필요합니다. 근육수축 운동을 하면 균형 감각이 향상되어 낙상을 방지할 수 있으므로 낙상에 의한 골절도 예방될 수 있습니다.

2. 약물 요법

골다공증의 약물치료를 해야하는 경우는 다음과 같습니다.

1. 골다공증성골절이 현재 있는 경우
2. 골밀도 T 점수가 -2.5 이하인 경우
3. T 점수가 -1.0- -2.5면서 과거 골다공증성 골절이 있거나 골절위험이 증가하는 이차성 원인이 있을 때 또는 WHO가 제시한 10년 내 골절 위험도 평가 도구를 이용하여 10년내 대퇴골 골절 위험도가 3% 이상이거나 주요 부위 골다공증 골절 위험도가 20% 이상일 때

골다공증 치료제로는 다음과 같은 것이 있습니다.

1. 여성호르몬제
2. 티볼론
3. 비스포스포네이트
4. 선택적 여성호르몬 수용체 조절제
5. 조직 선택적 여성호르몬 복합제
6. 부갑상선호르몬
7. RANKL 단클론항체
8. 활성형비타민 D
9. 비타민 K2

위와 같이 다양한 종류의 골다공증 치료제들이 있지만 전문의와 상의하여 환자 개개인의 질환 정도를 파악하여 맞춤처방을 받아야 합니다.

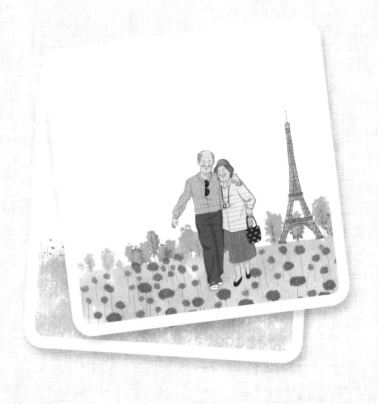

제 8 장

폐경 호르몬 치료는
어떻게 하나요?

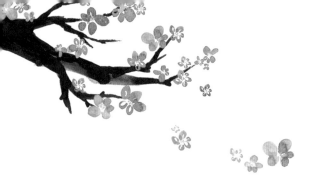

상담 49세 여성입니다. 작년부터 가끔 생리를 건너 뛰더니 올해는 4개월째 생리가 없습니다. 그러면서 얼굴이 붉어지고 목덜미에 열기가 후끈거리면서 잠을 들기도 어려워 졌습니다. 폐경이 오는 것 같은데 치료를 받아야 할까요?

여성들은 보통 40대 후반에 접어들면서 생리가 불규칙해지고 안면홍조나 야간 땀흘림 등의 폐경 증상이 나타나고 이어 폐경으로 진행되게 됩니다. 안면 홍조와 땀흘림 등의 폐경 증상 완화뿐만 아니라, 그 외의 호르몬 치료의 장점들을 얻기 위해서는 호르몬 치료를 초기 폐경기에 시작할수록 좋습니다. 폐경 이후 시간이 경과함에 따라 피부 노화, 비뇨생식기의 위축 증상, 골다공증 등이 증가하며 복부 비만이 진행되고 당뇨, 심혈관계 질환 등의 발생이 증가합니다. 치료를 일찍 시작할수록 이러한 변화를 늦추거나 위험성을 낮출 수 있습니다. 특히 여성호르몬 감소로 인한 골소실은 마지막 월경의 약 1년 전부터 급속히 진행되기 때문에 폐경 초기에 호르몬 치료를 시작할수록 골소실의 예방에도 도움이 됩니다.

어떤 경우에 호르몬 치료가 필요할까요?

안면홍조, 땀흘림 등의 혈관운동성 증상의 완화와 비뇨생식기 위축 증상의 완화, 골다공증의 예방과 치료를 위해 필요합니다. 물론 모든 폐경 여성이 호르몬 치료를 받아야 하는 것은 아닙니다. 폐경 증상이 없고 검사상 특별한 필요가 없다면 호르몬 치료를 하지 않을 수 있습니다. 호르몬 치료가 폐경 증상을 완화시키고 골다공증의 위험도 감소시키므로 이론적으로 모든 폐경 여성에게 필요하다고 할 수도 있습니다. 하지만 다른 치료와 마찬가지로 폐경기 호르몬 치료 역시 개인별 득실을 판단하여 치료 여부를 결정하는 것이 좋습니다.

호르몬 치료를 하지 말아야 하는 경우도 있는데, 대표적으로 현재 유방암으로 치료를 받고 있거나 과거 유방암으로 진단된 경우, 현재 급성 담낭질환이나 간기능의 이상이 있는 경우, 심부정맥혈전증 등의 혈전질환이 있는 경우 등입니다. 따라서 호르몬 치료를 시작하기 전에 반드시 전문의와 상의를 한 후 호르몬 사용 여부를 결정해야 하겠습니다.

1. 혈관운동성 증상의 완화

일반적으로 폐경 증상의 심한 정도를 아래의 표로 판단할 수 있습니다. 경증을 넘어서는 경우 일차적으로 호르몬 치료가 필요합니다.

증 상	① 상대점수	② 증상의 경중도 (0,1,2,3)	환산점수 (① × ②)
혈관운동장애(안면홍조)	4		
감각이상	2		

불면증	2		
신경과민	2		
우울증	1		
현기증	1		
허약(피로)	1		
관절통, 근육통	1		
두통	1		
빈맥	1		
벌레가 기어가는 듯한 느낌	1		
폐경 점수(환산점수 총합계)			

· 증상의 경중도 : 증상이 없을때 0점, 경증일 때 1점, 중등도일 때 2점, 중증일 때 3점
· 환산점수 : 상대점수와 경중도 점수를 서로 곱한다.
· 폐경 증상 진단 : 환산점수를 모두 더한 합계점수가 15~20점 경증, 25~30점 중등도, 35점 이상일 때 중증으로 진단

▲ 폐경증상 진단표(쿠퍼만씨 지표)

2. 비뇨생식기 위축증상의 완화

호르몬 치료를 받아야 하는 또 다른 분들은 비뇨생식기의 증상으로 불편감이나 통증을 느끼는 분들입니다. 비뇨생식기는 여성호르몬에 대한 감수성이 높습니다. 따라서 폐경이 시작되어 여러 해가 지나면 비뇨생식계의 위축에 의한 증상들이 나타납니다. 대표적인 증상이 질 건조증입니다. 질의 탄력이 떨어지고 윤활액도 감소하여 성교통을 유발하게 됩니다. 성교통은 이차적으로 성욕이나 오르가즘에도 부정적인 영향을 미칠 수 있습니다. 또한, 성교통 이외에도 질내 가려움증, 따가움 등을 유발하는 위축성 질염을 유발하게 되며 출혈을 만들기도 합니다. 따라서 질 건조증으로 인한 여러

증상이 있는 경우 호르몬 치료의 적응증이 됩니다.

3. 골다공증의 예방과 치료

호르몬 치료는 폐경 증상에 대한 효과 외에도 여러 부가적인 효과들이 있습니다. 골다공증의 예방이 큰 이점 중 하나인데, 폐경 여성에게 호르몬 치료를 하게 되면 폐경 후 증가되는 골 소실을 줄여주며 이로 인해 골다공증에 의한 골절을 감소시킬 수 있습니다. 골절 위험이 증가한 60세 이하의 폐경 여성이나 조기 폐경 여성에서는 호르몬 치료가 골다공증 예방을 위한 최선의 선택입니다.

4. 기타 효과

그 외 호르몬 치료는 대장/결장암의 발생 위험을 감소시킵니다. 또한, 피부 탄력을 증가시키고 상처 치료의 회복에 도움이 되어 피부를 더 탄력 있게 유지할 수 있습니다. 호르몬 치료는 치아에도 좋은 효과를 보입니다. 위턱뼈와 아래턱뼈의 골다공증 발생 위험을 줄여서 치아가 골다공증으로 말미암아 빠지는 경우를 줄일 수 있습니다. 또한, 호르몬 치료는 눈에도 영향을 미칩니다. 카메라의 필름 역할을 하는 망막의 중심 부분인 황반의 퇴행성질환인 황반변성의 발생을 줄일 수 있습니다. 또한, 백내장, 녹내장을 줄여 줍니다.

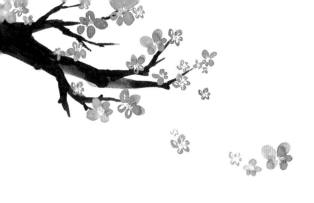

호르몬 치료에도
여러 종류와 방법이 있다는데?

　폐경 후 나타나는 대부분의 폐경 증상과 골다공증은 여성호르몬의 결핍 때문에 생기게 됩니다. 따라서 여성호르몬을 투여하면 폐경 증상 및 폐경과 관련된 만성 질환의 예방과 치료가 가능합니다. 그러나 자궁이 있는 여성에서 여성호르몬만을 오랫동안 사용하면 자궁내막이 자극되어 자궁내막 증식증이나 자궁내막암이 발생할 수 있습니다. 이를 예방하기 위해서 황체호르몬을 함께 사용하게 됩니다.

　황체호르몬은 여성호르몬 투여로 인한 자궁내막의 증식을 막아주어 자궁내막을 보호하는 역할을 합니다. 그러나, 황체호르몬은 자궁내막을 보호하는 이외에 특별한 이점이 없으므로 자궁절제술을 받아 자궁이 없는 여성에게는 사용하지 않습니다.

호르몬 치료의 여러 가지 투여 경로

호르몬은 여러 경로를 통해 투여될 수 있습니다. 가장 흔히 사용되는 방법은 알약의 형태로 먹는 방법입니다. 그러나 경구 투여 외에도, 피부에 붙이는 패치나 바르는 겔이 있으며 코 속으로 분무하거나, 크림이나 질정의 형태로 질 내로 투여하는 방법 등이 있습니다.

지속적으로 복용하기도 하고 날짜 별로 어떤 약은 중단하기도 합니다. 이러한 여러 용법은 각기 장, 단점이 있고 또한, 개개인의 사정에 따라 각각 알맞은 용법이 있기 때문에 전문의와 상의하여 개인별로 가장 적당한 투여 약제와 방법을 정하는 것이 좋습니다.

1. 경구 투여

가장 일반적인 방법으로, 알약 형태로 복용하는 투여 방법입니다. 그러나 알약으로 복용하면 호르몬이 위장과 장에서 흡수되어 혈류를 통해 먼저 간에 도달합니다. 이후 대사 과정을 거치며 성분의 변화를 겪은 후 전신 혈액으로 돌게 되기 때문에 원래와는 다른 역가와 효과를 나타냅니다.

2. 경피 투여

피부에 부착하는 패취나 바르는 겔을 통해 호르몬이 간을 거치지 않고 피부를 통하여 직접 혈류로 들어가도록 만든 것입니다. 따라서 알약 형태의 호르몬보다 낮은 용량으로 투여할 수 있으며 간에서의 대사가 없기 때문에 간에 대한 부담을 덜 수 있고 담낭 질환의 위험이 감소됩니다. 그리고 구토, 오심 등의 위장관 부작용이 적습니다. 혈액 내에 일정 용량을 유지하기 위해서는 제품에 따라 1주일에 1~2번 정도 정기적으로 교환해서 부착

하거나 매일 바르도록 합니다. 패취 부착 부위는 아랫배나 둔부, 허벅지 등이 좋으며 겔 타입은 팔이나 어깨, 배, 허벅지 등의 피부에 매일 발라줍니다. 패취를 부착하거나 겔을 바른 뒤 샤워나 수영도 할 수 있습니다. 교환시에는 붙였던 자리에 그대로 붙이지 말고 다른 부위에 붙이는 것이 좋습니다. 패취의 단점은 피부에 자극을 주어 피부가 가렵거나 빨갛게 붓는 경우가 있다는 점입니다.

3. 질내 투여

질내 투여하는 방법으로는 질크림과 질정제가 있습니다. 여성호르몬을 질 내에 직접 투여하므로 노인성 질염이나 비뇨생식기 증상에 좋은 효과를 볼 수 있습니다. 질내로 투여한 여성호르몬도 질점막을 통하여 혈액 내로 흡수될 수 있지만, 전신 작용은 미미합니다. 그러나 장기적으로 사용할 경우에는 전신적인 효과에 대한 주의 및 검사가 필요합니다.

호르몬 치료의 여러 가지 투여 방법

호르몬 치료는 여성호르몬 단독요법과 여성호르몬-황체호르몬 병합요법으로 나눌 수 있습니다. 자궁의 유무, 다른 질환의 동반 여부 등을 고려하여 각 개인에게 적합한 투여를 합니다.

1. 여성호르몬 단독요법

자궁절제술을 받은 여성은 황체호르몬의 자궁내막 보호효과가 없어도 되기 때문에 일반적으로 여성호르몬 단독요법을 시행합니다. 그러나 자궁이 없더라도 골반 자궁내막증으로 수술한 경우, 난소의 자궁내막양 악성종양으로 수술한 경우, 부분 자궁절제술과 같이 자궁내막 전체를 없애지 않고 일부를 남기는 수술을 한 경우, 그리고 자궁내막선암으로 수술 한 경우에는 황체호르몬의 병합투여가 필요합니다.

2. 여성호르몬–황체호르몬 병합요법

자궁이 있는 여성에게 여성호르몬을 투여할 경우 반드시 황체호르몬을 함께 투여하여 자궁내막을 보호하여야 합니다. 병합요법은 투여하는 방법에 따라 여러 가지 방법이 있습니다.

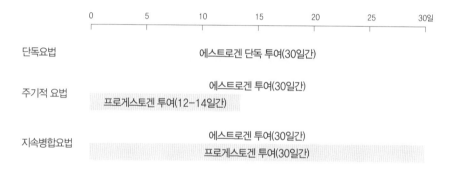

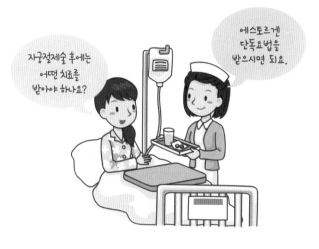

저용량 호르몬 치료란 무엇인가요?

기존에 사용하는 표준 용량에 비해 낮은 용량의 여성호르몬을 사용하는 방법입니다. 표준 용량과 비교하면 폐경 증상, 질위축 및 골다공증 예방 등에 대한 치료 효과가 조금 적거나 거의 동등하면서 호르몬 치료를 중단하는 가장 흔한 원인인 출혈이나 유방통 등의 부작용이 적습니다. 저용량 호르몬 치료는 고령의 여성이거나 기존의 표준 용량으로 부작용이 있는 경우, 기존의 표준 용량으로 장기간 사용하였던 여성에게 특히 고려해 볼 수 있는 방법입니다.

티볼론 (Tibolone)이란 어떤 약인가요?

티볼론은 대사물질을 통해 여성호르몬, 황체호르몬, 남성호르몬 효과를 동시에 나타냅니다. 티볼론은 안면홍조와 질건조감, 성교통, 땀흘림 등과 같은 폐경 증상을 완화시키며 골밀도를 증가시켜 골다공증을 예방합니다. 유방통과 질출혈 빈도도 낮습니다. 특히 티볼론은 다른 호르몬 치료에 비해 남성호르몬 효과가 있어 성적 욕망리비도를 증가시킬 수도 있어 성적 활력을 높여 폐경 여성의 성생활에 도움이 되기도 합니다. 또한, 남성호르몬의 작용으로 중성지방을 감소시켜 장점이 될 수 있지만 혈관에 좋은 작용을 하는 고밀도 콜레스테롤을 감소시킵니다.

티볼론의 유방조직에 대한 효과는 아직 밝혀지지 않은 것이 많으나 생체 외 실험에서 유방조직 세포의 분열을 막아 유방을 보호해 줄 수 있는 약제로 보고된 바가 있습니다.

조직 선택적 에스트로겐 복합제 (TSEC) 이란 무엇인가요?

선택적 에스트로겐 수용체 조절제SERM는 골다공증의 예방에 도움이 되는 약제이지만 안면홍조와 같은 폐경 증상이 조금 증가시키는 것이 단점일수 있는데, SERM 제제 중 바제독시펜을 저농도의 여성호르몬과 같이 복용하도록 만든 약입니다. 따라서 폐경 증상에 대한 단점을 보완하고 골다공증의 예방에 도움이 되고자 만들어 졌습니다. 그러면서도 기존의 여성호르몬 치료보다 유방 조직을 자극하지 않아 유방통이 적은 것이 장점입니다.

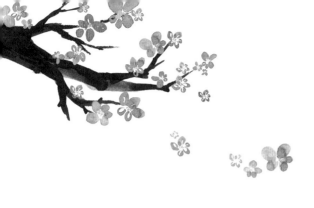

호르몬 치료를 시작하기 전에 받아야 하는 검사는 어떤 것이 있나요?

호르몬 치료는 전반적인 건강 상태를 확인한 후, 본인에게 꼭 맞는 맞춤 치료를 하는 것이 중요합니다. 그래서 자세하게 본인의 병력을 다 말씀하시고 신체 검사를 받으신 후, 각 개인에게 꼭 필요한 치료를 안전한 방법으로 하게 됩니다.

병력청취 시에는 최근 월경 양상과 불편한 폐경 증상을 확인합니다. 내과적 질환과 외과적 수술을 받은 적이 있는지, 복용중인 약물이나 대체요법들이 있는지를 알아보고 호르몬 치료의 적응증과 금기증에 대한 자세한 평가를 하게 됩니다. 그리고 가족병력에 대해서도 자세히 질문합니다.

항목		검사내용
영상진단	유방 X선 촬영	유방암, 유선종, 유선염 등
	부인과 초음파 검사	자궁, 난소 이상유무 검사
	골밀도 검사	골다공증 검사
임상병리검사	호르몬 검사	난포자극 호르몬, 에스트로겐
	혈액화학 검사	간기능, 신장기능, 칼슘, 당 등
	혈중지질 검사	고 · 저밀도 지단백, 중성지방, 총콜레스테롤
자궁세포진 검사	자궁경부암검사	

호르몬 치료를 시행하기 전 뼈의 상태를 평가하기 위해 골밀도검사가 필요합니다. 특히 골다공증의 위험이 높은 저체중인 여성, 여성 본인이나 가족 중에 가볍게 넘어졌는데 뼈가 부러진 적이 있는 여성, 난소를 절제하는 수술을 받아 폐경이 된 경우, 또는 40세 이전의 조기 폐경 여성에게는 반드시 필요한 검사입니다. 그 밖에 호르몬 치료 전 뼈의 상태 및 단기간의 치료 효과 판정을 위해서는 골 대사표지자 검사를 이용할 수 있습니다.

또한, 호르몬 치료를 시작하기 전과 폐경 후 건강 확인 시 염두에 둘 부분이 우울증상을 확인하는 것입니다. 우울감 및 짜증, 불면 등이 폐경 증상 중의 하나로 오는 경우들이 많지만, 우울증 관련 지수를 확인한 후 위험성이 높은 경우에는 정신건강의학과 전문의의 도움을 받는 것이 좋습니다. 본인은 건강하다고 생각하는 폐경 여성 분들 중에서도 우울증이 있으신 분들이 적지 않으므로 이를 간과하지 않도록 주의를 기울여야 합니다.

BDI Beck Depression Inventory

우울증이 있나 본인이 체크해볼 때 많이 사용하는 설문지 입니다.

이름 : _____ **연령 :** ____ 세 **성별 :** 남 / 녀 **작성일 :** ____ 년 ___ 월 ___ 일

이 질문지는 여러분이 일상 생활에서 경험할 수 있는 내용들로 구성되어 있습니다. 각 내용은
모두 네개의 문장으로 되어 있는데, 이 네 개의 문장들을 자세히 읽어 보시고 그 중 요즈음
오늘을 포함하여 지난일주일 동안의 자신을 가장 잘 나타낸다고 생각되는 하나의 문장을 선택
하여 그 번호를 안에 기입하여 주십시오. 하나도 빼지말고 반드시 한 문장만을 선택하되, 너무
오래 생각하지 마시고 솔직하게 응답해 주시면 감사하겠습니다.

01 ⋯ 1 나는 슬프지 않다.
  2 나는 슬프다.
  3 나는 항상 슬프고 기운을 낼 수 없다.
  4 나는 너무나 슬프고 불행해서 도저히 견딜 수 없다.

02 ⋯ 1 나는 앞날에 대해서 별로 낙심하지 않는다.
  2 나는 앞날에 대해서 용기가 나지 않는다.
  3 나는 앞날에 대해 기대할 것이 아무 것도 없다고 느낀다.
  4 나의 앞날은 아주 절망적이고 나아질 가망이 없다고 느낀다.

03 ⋯ 1 나는 실패자라고 느끼지 않는다.
  2 나는 보통사람들보다 더 많이 실패한 것 같다.
  3 내가 살아온 과거를 뒤돌아보면, 실패투성이인 것 같다.
  4 나는 인간으로 완전한 실패자라고 느낀다.

04 ⋯ 1 나는 전과같이 일상생활에 만족하고 있다.
  2 나의 일상생활은 예전처럼 즐겁지 않다.
  3 나는 요즘에는 어떤 것에서도 별로 만족을 얻지 못한다..
  4 나는 모든 것이 다 불만스럽고 싫증난다.

05 ⋯ 1 나는 특별히 죄책감을 느끼지 않는다.
  2 나는 죄책감을 느낄 때가 많다.
  3 나는 죄책감을 느낄 때가 아주 많다.
  4 나는 항상 죄책감에 시달리고 있다.

06 ··· 1 나는 벌을 받고 있다고 느끼지 않는다.
　　　　2 나는 어쩌면 벌을 받을지도 모른다는 느낌이 든다.
　　　　3 나는 벌을 받을 것 같다.
　　　　4 나는 지금 벌을 받고 있다고 느낀다.

07 ··· 1 나는 나 자신에게 실망하지 않는다.
　　　　2 나는 나 자신에게 실망하고 있다.
　　　　3 나는 나 자신에게 화가 난다.
　　　　4 나는 나 자신을 증오한다.

08 ··· 1 내가 다른 사람보다 못한 것 같지는 않다.
　　　　2 나는 나의 약점이나 실수에 대해서 나 자신을 탓하는 편이다.
　　　　3 내가 한 일이 잘못되었을 때는 언제나 나를 탓한다.
　　　　4 일어나는 모든 나쁜 일들은 다 내 탓이다.

09 ··· 1 나는 자살 같은 것은 생각하지 않는다.
　　　　2 나는 자살할 생각을 가끔 하지만, 실제로 하지는 않을 것이다.
　　　　3 자살하고 싶은 생각이 자주 든다.
　　　　4 나는 기회만 있으면 자살하겠다.

10 ··· 1 나는 평소보다 더 울지는 않는다.
　　　　2 나는 전보다 더 많이 운다.
　　　　3 나는 요즈음 항상 운다.
　　　　4 나는 전에는 울고 싶을 때 울수 있었지만, 요즈음은 울래야 울기력조차 없다.

11 ··· 1 나는 요즈음 평소보다 더 짜증을 내는 편은 아니다.
　　　　2 나는 전보다 더 쉽게 짜증이 나고 귀찮아진다.
　　　　3 나는 요즈음 항상 짜증을 내고 있다.
　　　　4 전에는 짜증스럽던 일에 요즘은 너무 지쳐서 짜증조차 나지 않는다.

12 ··· 1 나는 다른 사람들에 대한 관심을 잃지 않고 있다.
　　　　2 나는 전보다 다른 사람들에 대한 관심이 줄었다.
　　　　3 나는 다른 사람들에 대한 관심이 거의 없어졌다.
　　　　4 나는 다른 사람들에 대한 관심이 완전히 없어졌다.

13 ⋯ 1 나는 평소처럼 결정을 잘 내린다.

2 나는 결정을 미루는 때가 전보다 더 많다.

3 나는 전에 비해 결정 내리는 데에 더 큰 어려움을 느낀다.

4 나는 더 이상 아무 결정도 내릴 수가 없다.

14 ⋯ 1 나는 전보다 내 모습이 더 나빠졌다고 느끼지 않는다.

2 나는 나이들어 보이거나 매력없어 보일까봐 걱정한다.

3 나는 내 모습이 매력없게 변해버린 것 같은 느낌이 든다.

4 나는 내가 추하게 보인다고 믿는다.

15 ⋯ 1 나는 전처럼 일을 할 수 있다.

2 어떤 일을 시작하는 데에 전보다 더 많은 노력이 든다.

3 무슨 일이든 하려면 나 자신을 매우 심하게 채찍질해야만 한다.

4 나는 전혀 아무 일도 할 수가 없다.

16 ⋯ 1 나는 평소처럼 잠을 잘 잔다.

2 나는 전에 만큼 잠을 자지는 못한다.

3 나는 전보다 한 두시간 일찍 깨고 다시 잠들기 어렵다.

4 나는 평소보다 몇 시간이나 일찍 깨고, 한번 깨면 다시 잠들 수 없다.

17 ⋯ 1 나는 평소보다 더 피곤하지는 않다.

2 나는 전보다 더 쉽게 피곤해진다.

3 나는 무엇을 해도 피곤해진다.

4 나는 너무나 피곤해서 아무 일도 할 수 없다.

18 ⋯ 1 내 식욕은 평소와 다름없다.

2 나는 요즈음 전보다 식욕이 좋지 않다.

3 나는 요즈음 식욕이 많이 떨어졌다.

4 요즈음에는 전혀 식욕이 없다.

19 ⋯ 1 요즈음 체중이 별로 줄지 않았다.

2 전보다 몸무게가 2kg가량 줄었다.

3 전보다 몸무게가 5kg가량 줄었다.

4 전보다 몸무게가 7kg가량 줄었다.

▲ 나는 현재 음식 조절로 체중을 줄이고 있는 중이다. 예, 아니오

20 ⋯ **1** 나는 건강에 대해 전보다 더 염려하고 있지는 않다.

2 나는 여러 가지 통증, 소화불량, 변비 등과 같은 신체적 문제로 걱정하고 있다.

3 나는 건강이 염려되어 다른 일은 생각하기 힘들다.

4 나는 건강이 너무 염려되어 다른 일은 아무 것도 생각할 수 없다.

21 ⋯ **1** 나는 요즘은 성sex에 대한 관심에 별다른 변화가 있는 것 같지는 않다.

2 나는 전보다 성sex에 대한 관심이 줄었다.

3 나는 전보다 성sex에 대한 관심이 상당히 줄었다.

4 나는 성sex에 대한 관심을 완전히 잃었다.

판정기준　　0 – 9 점 : 우울하지 않은 상태

10 – 15점 : 가벼운 우울 상태

16 – 23점 : 중한 우울 상태

24 – 63점 : 심한 우울 상태

종합하면, 폐경 여성들에게 호르몬 치료 전에 시행하는 검사란 기본적인 건강 검진과 더불어 각 폐경 여성분들 개개인의 상태를 고려하여 필요한 추가 검사를 시행하는 것입니다.

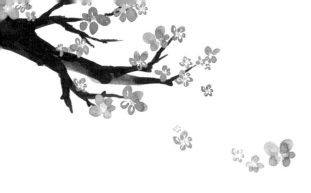

호르몬 치료의 장점은 무엇인가요?

몇몇 단점과 부작용에도 불구하고 아직까지 호르몬 요법은 폐경 후 여성의 삶의 질을 유지시켜 주는 가장 효과적인 치료이며 최선의 방법입니다.

초기 폐경 증상의 호전

1. 안면홍조 같은 폐경 증상이 있으면 호르몬 치료를 받아야 하나요?

네, 그렇습니다. 호르몬 치료는 안면홍조와 같은 혈관운동성 폐경 증상들뿐만 아니라 수면장애, 관절 및 근육통 등의 증상도 완화시켜 줍니다. 폐경 증상은 체내의 여성호르몬 감소와 관련 있으며, 호르몬 치료를 시작한 지 몇 주 이내에 증상이 호전됩니다. 이러한 이유로 대한폐경학회에서는 호르몬 치료를 폐경 증상들혈관운동 증상과 이와 연관된 증상들, 수면 장애에 대한 가장 효과적이며 일차적인 치료법으로 제시하였습니다.

호르몬 요법의 장점	
• 안면홍조와 불면증의 치료	• 비뇨생식기 및 피부 노화 예방
• 골다공증의 예방과 치료	• 당뇨의 예방
• 성기능의 향상	• 삶의 질 향상
• 대장암의 예방	• 폐경 초기에 시작하면 심장병, 치매, 사망률 감소

2. 호르몬 치료는 폐경기의 심리적 증상에도 좋은 효과가 있나요?

폐경 여성의 약 25~50%에서 신경과민, 집중력 저하, 기억력 감퇴, 공격성, 긴장, 불면, 우울한 기분, 짜증, 의욕상실, 우유부단함, 자신감의 상실 등의 심리적 증상들이 나타난다고 알려져 있습니다. 여성호르몬의 감소가 관련된 것으로 생각되며 이외에도 문화적 관습, 사회경제적 여건, 스트레스 등이 심리적 증상에 영향을 끼칠 수 있습니다. 호르몬 치료는 폐경 증상을 완화시켜 몸의 편안함과 정신적 안정감을 줄 뿐만 아니라 여성의 성적 만족도를 증가시켜 삶의 질을 높여주며, 웰빙감을 증가시켜 간접적으로도 심리적 증상의 호전을 가져올 수 있습니다. 폐경 후 가벼운 우울증은 호르몬 치료로 호전될 수 있으나 우울증이 심할 경우에는 호르몬 치료만으로는 부족할 수 있으므로 건강정신의학과 전문의와의 상담이 함께 필요합니다.

3. 호르몬 치료가 불면증에 도움이 될까요?

안면홍조나 땀흘림이 불면증의 원인이 되는 경우라면 호르몬 치료로 이러한 증상을 완화시킴으로서 수면 장애를 호전시킬 수 있습니다. 연구 결과 심한 수면장애 또는 중등도 이상의 안면홍조가 있는 폐경 여성에서 호르몬 치료를 시행하였을 때 수면 장애가 호전되었다고 보도된 바 있습니다.

중기 폐경 증상의 호전

1. 질이 건조한 증상이 자주 발생하여 불편합니다. 호르몬 요법이 도움이 될 수 있을까요?

호르몬 치료는 비뇨생식기의 위축으로 발생하는 여러 증상의 예방 및 치료에 효과가 있습니다. 폐경 후 발생하는 대표적인 비뇨생식기 증상 및 질환은 질건조증, 질 화끈거림, 성교통, 반복적으로 재발하는 질염 및 방광염, 성교 후 방광염, 빈뇨, 절박뇨, 야뇨증 등입니다. 여성호르몬은 위축성 질염을 치료하는데 효과적입니다. 국소 및 전신 치료가 모두 효과적일 것으로 알려져 있지만 비뇨생식기의 위축 증상만을 치료하기 위해서라면 일차적으로는 국소적 치료가 추천되며 여성호르몬 크림이나 질정제를 사용할 수 있습니다. 그러나 비뇨생식기의 위축 증상이 호전되기까지는 치료 시작 후 몇 개월 이상이 걸릴 수 있으므로 참을성 있게 치료받으시는 것이 중요합니다.

2. 호르몬 치료를 받으면 피부에도 좋은 효과가 있나요?

폐경 후 여성호르몬의 결핍은 콜라겐 감소와 수분 감소 이외에, 피부의 탄력 감소, 피부 늘어짐 등의 원인이 됩니다. 호르몬 치료를 시행하고 6개월 정도가 지나면 피부의 지방샘의 분비가 활발해져 피부가 부드러워지고 콜라겐이 생성되어 두꺼워진 것을 느끼게 되고 주름살도 줄어듭니다. 호르몬 치료는 피부 노화를 막지는 못하나 그 속도를 늦출 수 있습니다.

후기 폐경 후유증의 예방

1. 호르몬 치료는 골다공증 예방 및 치료에 도움이 될 수 있나요?

호르몬 치료는 골다공증의 예방 및 치료에 효과적입니다. 에스트로겐은 폐경 후 언제 투여하여도 효과가 있으나 골격계에 대한 효과를 최대로 하기 위해서는 폐경 직전이나 골소실이 가장 심한 폐경 직후에 투여하는 것이 좋으며 특히 폐경 후 3년 이내에 시작하는 것이 효과적입니다.

호르몬 치료는 골다공증뿐만 아니라 골절의 위험도 역시 감소시킵니다. 미국의 국립보건원연구WHI에서는 호르몬 치료로 골반 골정이나 척추 골절이 약 35~40% 감소하였습니다. 그러나 60세 이상의 여성에서는 심혈관계 질환의 위험성을 고려하여 골절을 예방하기 위한 목적만으로는 호르몬 치료가 권장되지 않습니다.

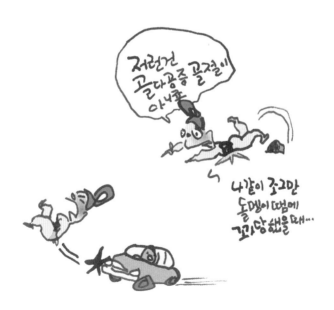

2. 폐경 여성에서 호르몬 치료는 심혈관계 질환의 위험도를 줄여줄 수 있나요?

호르몬 치료를 시작한 시기에 따라 심혈관계 질환의 위험도가 다릅니다. 폐경이 된 지 10년 이내에 호르몬 치료를 받는 경우 심혈관계 질환의 위험도를 낮추는 효과가 있습니다. 그러나 폐경된 지 10년이 지났거나 60세가 넘어 시작했을 경우에는 오히려 심혈관계 질환을 증가시킬 수 있습니다.

그러므로 호르몬 치료에 의한 심혈관계 질환의 예방 효과를 가장 크게 기대할 수 있는 대상은 60세 이하, 폐경 후 기간이 10년 이내인 건강한 폐경 초기 여성입니다. 단 이 연령대의 여성이라도 심혈관계 질환의 예방만을 위해서 호르몬 치료를 권장하진 않습니다.

3. 호르몬 치료를 받으면 당뇨병 예방에 도움을 줄 수 있나요?

폐경 여성에서 호르몬 치료를 시행할 경우 제2형 당뇨병의 발생이 감소하는 것으로 알려져 있습니다. 그러나 이 목적만을 위해서는 호르몬 치료를 권장하지 않습니다.

4. 호르몬 치료는 사망률 감소에도 효과가 있나요?

대규모 연구들을 통해서 폐경 여성에게 호르몬 치료를 시행할 경우 총 사망률이 30% 감소하는 것이 보고되었습니다. 주로 심혈관계 질환이나 당뇨병의 발생을 감소시킨 것이 영향을 미치는 것으로 알려져 있습니다.

5. 호르몬 치료로 치매(알츠하이머병)도 예방할 수 있나요?

알츠하이머병은 뇌를 손상시켜 기억, 사고, 행동 등에 장애를 일으키는 진행성 질환으로 치매의 가장 흔한 형태입니다. 역학 연구에서는 여성이 남성에 비해 알츠하이머병의 발생률이 2~3배 정도 더 높으며, 여성호르몬의 감소가 중요한 요인 중 하나로 생각되고 있습니다.

호르몬 치료를 폐경 초기부터 장기간 시행한 경우 치매 발생의 위험도를 감소시켰다는 보고가 있습니다. 그러나 이미 알츠하이머병에 걸려있는 환자에게는 호르몬 치료를 해도 병의 호전이 있지는 않습니다.

6. 호르몬 치료로 대장/직장암 발생의 위험이 줄어들 수도 있나요?

여성호르몬-황체호르몬 병합요법을 시행한 대규모 연구에서 5년 후에 대장/직장암의 발생률이 약 38% 감소하였으나, 여성호르몬 단독요법에서는 이러한 감소 효과가 나타나지는 않았습니다.

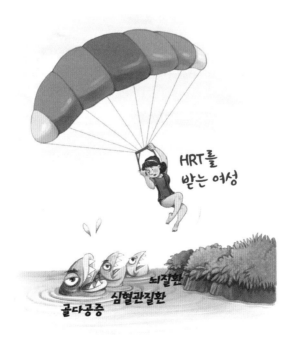

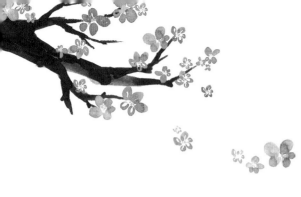

호르몬요법의
단점과 위험성은 무엇인가요?

호르몬 치료가 위험하다는 생각을 많은 사람들이 하고 있습니다. 모든 치료가 그렇듯이 장단점이 있습니다. 우리가 치료 목적으로 사용하는 많은 약들이 부작용이 있으며, 하다 못해 두통약으로 매우 흔하게 복용하는 타이레놀도 간과 신장에 심각한 부작용 발생이 가능합니다. 하지만 왜 사람들은 유독 호르몬 치료가 위험하다고 생각하는 걸까요?

호르몬 치료가 위험하다는 생각은, 여성 호르몬 결핍이라는 폐경기 특유의 상태가 모든 여성에게 나타나는 일종의 노화 현상이며, '노화는 질병이 아니므로 치료할 필요가 없다' 라는 생각과 일맥상통합니다. 이 세상의 어느 여성도 폐경을 피할 수는 없으며, 일정 연령이 되면 모두 폐경을 맞게 되는 것이 자연스러운 일입니다. 물론 어떤 여성은 폐경 과정을 힘들지 않게 지나갑니다. 하지만 힘든 폐경 시기를 보내는 여성들에게 폐경이란 자연스러운 노화의 과정이 아닙니다. 그것은 지금껏 자연스럽게 해왔던 여러 일들을 불가능하게 만드는 고통입니다. 매일 사람들을 대하는 직업을 가진 여성은 어느 날 여러 사람들 앞에서 갑자기 얼굴이 붉어지면서 식은땀이 나는 자신을 발견합니다. 달아오르는 얼굴 때문에 회의를 할 수가 없게 되고, 가족들에게 화를 내게 되기도 하고, 갑자기 감정기복이 심해집니다. 내가 왜 이러지 하면서도 조절할 수가 없습니다. 가슴이 벌렁벌렁 뛰면서 답답하고 주체할 수 없이 눈물이 나기도 합니다. 기운이 갑자기 없어지면서 아침에 일어나기가 힘들고, 밤에 잠도 오지 않습니다. 별 문제 없었던 부부생활이 큰 고통으로 다가옵니다. 자기 자신도 당혹스럽고, 배우자도 섭섭해 합니다.

자신의 일상을 정상적으로 유지할 수 없는 조절 불가능한 이런 상태가 발생한다면, 이것을 과연 자연스러운 노화의 한 과정으로 받아들일 수 있을까요? 이런 경우, 호르몬 치료는 꼭 해야 하는 치료가 될 수 있습니다.

질 출혈이나 유방통은 왜 생길까요?

호르몬은 여성호르몬을 몸에 공급하는 것이기 때문에, 자궁이나 유방이 반응하여 여러 증상이 발생할 수 있습니다. 불규칙한 질출혈, 유방 팽만감, 유방통 등이 그 예입니다. 이러한 증상들이 발생하면 암이 아닌가 하는 두려움에 스스로 약을 중단하거나 약을 거부하는 경우가 많습니다. 그러나 불규칙한 질출혈이나 유방통이 발생했다고 암 발생 위험이 높아지는 것은 아닙니다. 호르몬 부족으로 작아진 유방에 호르몬이 작용하면서 유방 팽만감이나 유방통이 자연스럽게 발생 할 수 있습니다. 불규칙한 질출혈 역시 자궁내막이 호르몬에 반응하면서 나타날 수 있는 반응입니다. 물론 질 출혈은 자신도 몰랐던 자궁내 병변이 있거나 호르몬이 오히려 너무 적어 생기는 위축성 질염이나 위축성 자궁내막염 때문에 생기기도 하며 그 원인이 매우 다양합니다. 그러므로 호르몬을 복용하는 중에 출혈이 발생하면 우선적으로 전문의와 상의해야 합니다.

호르몬을 먹으면 살이 찐다고 하던데요?

호르몬 중에 몸의 수분 함량을 증가시키는 작용을 하는 약도 있기 때문에, 많은 분들이 약을 먹고 살이 쪘다고 생각합니다. 그러나 호르몬 치료때문에 살이 찌지는 않습니다. 일반적으로 폐경이 되면, 1년에 3-4kg 정도 체중 증가가 있는데 이것은 노화로 인한 신진대사의 감소와 근육량 감소로 발생하는 자연스러운 현상입니다. 호르몬을 복용하는 여성들의 경우, 복용하지 않는 여성들보다 체중 증가율이 더 낮으며, 근육량이 증가하여 신진대사율이 높아지고 복부 지방 축적을 줄여 복부비만을 억제하므로, 오히려호르몬을 복용하는 것이 체중 조절에는 더 유리하다고 할 수 있습니다. 또한, 체내 지방량을 줄이고 근육량을 유지할 수 있게 해주기 때문에 건강한 신체를 유지하는 데 도움이 됩니다.

호르몬을 먹으면 유방암이 생긴다고 하던데,
정말 괜찮은가요?

여성호르몬과 황체호르몬을 같이 사용하는 경우 천 명당 0.8명의 유방암 환자가 증가한다고 보고되었습니다. 그러나 여성호르몬만 단독 복용하는 경우에는 유방암이 증가하지 않으며, 오히려 발생이 감소합니다. 호르몬 치료보다도 비만이나 출산을 안한 여성이 유방암 발생의 위험이 더 높습니다. 또한, 우리나라 여성에서의 유방암 발생은 폐경 이전에 많고 60세 이후 발생율은 미국보다 크게 낮은 것을 고려하면, 유방암 가족력이 없는 우리나라 여성이 호르몬 치료를 하는 것은 미국 등 서양 여성들보다 위험성이 낮다고 생각됩니다. 호르몬을 사용하시는 분들은 정기검진을 규칙적으로 받으시기 때문에 조기 발견율이 높아 완치율이 높다는 보고도 있습니다.

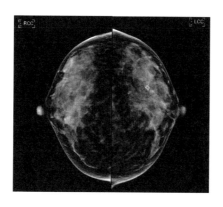

정맥혈전증의 위험도가 증가하나요?

정맥혈전증은 정맥 속에 피가 굳으면서 혈전이 발생하여 혈관을 막는 질병입니다. 여성호르몬과 황체호르몬을 경구로 같이 사용하는 경우 정맥혈전증의 일년 발생률이 만명당 18명 정도 증가하는 것으로 조사되었습니다. 그러나 60세 미만에서는 일년 발생률이 만명당 7명으로 위험이 훨씬 적습니다. 또한, 여성호르몬만 복용하는 경우에는 일년 발생률이 만명당 7명이며, 60세 이전의 여성에서는 일년 발생률 만명당 4명으로 위험도가 더욱 감소합니다. 한국인은 유전적으로 정맥혈전증 발생률 자체가 미국인에 비해 매우 낮습니다. 따라서 특별한 유전성향이 없는 우리나라 여성이 호르몬 치료를 하는 것에 대해 우려할 필요는 없습니다. 또한, 경구 투여는 정맥혈전증 위험성이 증가하지만 경피 투여는 위험성이 증가하지 않습니다.

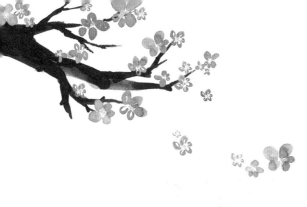

호르몬 치료를 받을 수 없는 여성은
어떤 여성인가요?

폐경 증상이 있다고 해도 호르몬 치료를 받을 수 없는 경우가 있습니다. 또한, 어떤 경우에는 폐경 호르몬 치료의 득과 실을 판별한 뒤에 호르몬 치료 여부를 결정해야 하는 경우도 있으므로 호르몬 치료를 받기 전에 반드시 전문의와의 상담이 필요합니다.

호르몬 치료를 받을 수 없는 여성

1 혈전 장애(혈전성 정맥염, 정맥혈전증)가 있는 여성
2 유방암 또는 자궁내막암이 의심되거나 진단받은 여성
3 진단되지 않은 비정상 질 출혈이 있는 여성
4 심혈관 질환과 뇌졸중이 있는 여성
5 심한 간질환과 담낭질환이 있는 여성

혈압, 당뇨, 고지혈증 등 만성 질환이 있어도 호르몬을 복용할 수 있나요?

고혈압이 잘 조절되고 있으면 안전하게 호르몬 치료를 받을 수 있습니다. 또한, 고지혈증으로 약물치료를 받고 있는 경우에도 안전하게 사용할 수 있습니다. 만약 호르몬 치료를 받는 중에 고지혈증이 생긴 경우에는 고지혈증의 치료를 병행하면 안전하게 사용할 수 있습니다.

과거 정맥혈전증이 있었던 경우에는 호르몬 치료가 정맥혈전증의 위험을 높일 수 있어 주의를 해야 합니다. 이런 경우 경구 투여보다는 경피 투여를 하면 그 위험성이 상대적으로 낮아질 수 있습니다. 따라서 혈전색전증의 과거력이 있는 경우는 호르몬 치료의 이익과 위험을 평가하여 개개인에 맞는 호르몬 치료를 받아야 하며 일반적으로 투여 경로는 경구 투여보다는 경피 투여가 안전하고 좋습니다.

정맥류가 있는 여성의 경우에도 호르몬 치료를 받을 수 있으나 정맥류에 대한 정기적인 초음파 검사를 받는 것이 필요합니다.

흡연을 하는 여성의 경우에는 흡연 자체가 심혈관계 질환의 위험요소이므로 가능한 한 저용량으로 경피 투여하고, 흡연으로 인한 위험 요소의 제거를 위해 금연을 병행하는 것이 필요합니다.

당뇨병이 있는 여성은 호르몬 치료의 금기가 아닙니다. 오히려 호르몬 치료는 인슐린 민감도를 증가시켜 제2형 당뇨병성인 당뇨병, 인슐린 비의존성 당뇨병의 발생을 감소시킨다고 알려져 있습니다.

간 질환이 있는 여성에서의 호르몬 치료 여부는 간 질환의 종류와 정도에 달려 있습니다. 심한 활동성 간질환이 있을 때 호르몬 치료는 보류해야 하지만 최소한의 간 기능장애를 보이는 경우 호르몬 치료가 가능하며 이때에도 경구 투여보다는 경피 투여가 추천됩니다.

갑상선 질환이 있는 여성에서도 호르몬 치료를 받을 수 있지만 갑상선기능저하증이 있는 경우 갑상선 호르몬의 용량을 조절해야 할 필요가 있습니다.

자궁근종이 있는 여성도 호르몬 치료를 받는데 지장이 없습니다. 폐경 호르몬 치료로 인해 자궁근종의 크기와 개수는 변화하지 않는다고 알려져 있습니다. 하지만 자궁근종이 있는 여성은 호르몬 치료와 관계없이 정기적인 검사와 관찰이 필요합니다.

자궁내막증과 자궁내막증식증이 있거나 있었던 여성도 호르몬 치료를 받을 수 있으나 치료 여부와 약제의 선택은 산부인과 전문의와 상의해서 결정해야 합니다.

난소암과 자궁내막암을 앓았던 여성의 경우에는 호르몬 치료의 금기증에 해당되지 않습니다. 다만 전문의와의 상담 후 호르몬 치료 가능 여부가 결정되게 됩니다. 그리고 호르몬 치료는 자궁경부암에 대해서는 아무런 영향을 주지 않습니다.

담석증이 있는 사람의 경우 경구보다는 경피 투여를 하는 것이 바람직합니다. 편두통이 있는 사람은 전문의와 상의 후 치료 가능 여부를 판단해야 합니다.

신부전이 있는 사람의 경우 호르몬 치료의 금기증이 되지는 않습니다. 이 역시 기능에 대한 정확한 평가와 함께 전문의와 상의 후 투여 방법과 투여 용량을 결정하여야 합니다.

정리해 보면 호르몬 치료를 받을 수 없는 절대적인 금기증은 많지 않습니다. 또한, 기존에 막연히 호르몬 치료가 위험할 것으로 생각되어 기피하였던 많은 경우에서도 호르몬 치료를 받을 수 있습니다. 따라서 호르몬 치료에 대한 부정확한 정보를 바탕으로 스스로 치료 여부를 판단하지 말고 전문의와의 적절한 상담을 통해 호르몬 치료 가능 여부를 판단하여야 하겠습니다.

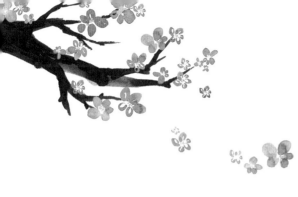

호르몬 치료,
언제부터 언제까지?

호르몬 치료, 언제부터 하나요?

폐경 증상이 있는 여성의 경우에는 폐경 여부에 상관없이 바로 시작해야 합니다. 초기에 사용할수록 효과가 더 좋습니다. 폐경 증상이 없는 여성에 있어서도 특별한 금기증이 없다면 골다공증의 예방과 삶의 질의 향상을 위해 60세 이전에 호르몬 치료를 하는 것이 좋습니다. 또한, 수술로써 양쪽 난소를 절제한 경우는 나이에 상관없이 수술 직후부터 치료를 시작하는 것이 좋습니다.

호르몬 치료, 언제까지 해야 하나요?

치료의 기간에 대해서 일치된 의견은 없으며 치료의 목적에 따라 다릅니다. 안면홍조와 땀흘림에 대해서만 치료한다면 단기간으로도 충분하지만 계속 증상이 있는 여성에서는 치료 기간을 제한할 필요는 없습니다. 그리고 불면증, 우울증, 불안감, 질 건조증 등 신체적 또는 정신적 증상을 치료하기 위해서는 좀 더 장기간의 치료를 해야 합니다. 그러나 치료 중단 후 증상이 재발이 되는 경우는 증상이 없어질 때까지 치료를 지속해야 합니다. 특히 조기 폐경 여성에서는 적어도 다른 여성이 폐경이 되는 시기까지인 50세 정도까지는 치료를 받아야 합니다.

제 9 장

식생활 및 운동

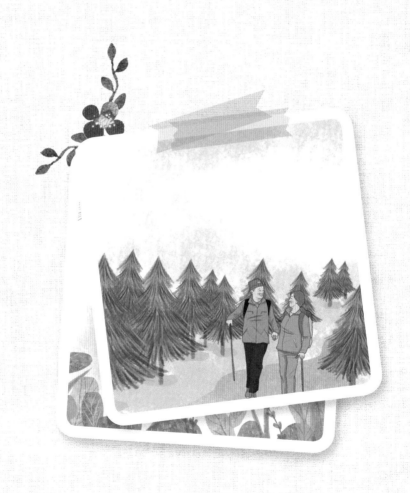

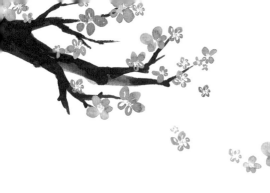

폐경 여성에 좋은 음식은?

평균 수명이 늘어나면서 폐경 여성의 건강 관리가 더욱 중요한 의미를 갖게 되었습니다. 폐경 여성에서 문제가 되는 주요 증상 및 질환들을 예방하는 데 도움이 되는 식생활에 대해 살펴보겠습니다.

골다공증 예방을 위한 식생활은?

1. 균형잡힌 식사가 필요합니다.
2. 칼슘이 많은 식품을 먹습니다.
- 우리나라 성인여성의 하루 칼슘 섭취량 은 권장량에 비해 부족합니다.
- 우유를 먹었을 때 소화가 잘 안 되는 경 우에는 유당분해우유락토우유를 이용하거 나 요거트 등으로 대체할 수 있습니다.
3. 과음을 피합니다.
- 알코올은 뼈세포 형성과 칼슘 흡수에 영

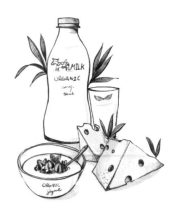

향을 주므로 자주 과음을 하면 골밀도가 감소할 수 있습니다.

4. 카페인을 제한합니다.

• 카페인은 칼슘 배설을 증가시켜 골밀도가 감소할 수 있습니다.

5. 비타민 D를 충분히 섭취합니다.

• 비타민 D는 장에서 칼슘의 흡수를 높입니다. 하루 30분 정도 햇볕을 쬐면 피부에서 충분히 합성될 수 있지만, 고령이 되면 특히 부족하기 쉬우므로 우유, 간, 달걀노른자, 마른 표고버섯, 생선 등 비타민 D가 많이 들어 있는 식품을 섭취하도록 합니다. 필요한 경우 의사의 처방에 따라 보충제를 사용할 수 있습니다.

칼슘 함량이 높은 식품

• 우유 200ml(210mg)	• 잔멸치 15g(135.3mg)
• 두부 80g(127mg)	• 무청 50g(164mg)
• 아이스크림 80g(104mg)	• 뱅어포 1장(147.3mg)
• 냉이 50g(72.5mg)	• 요거트 1컵(115mg)
• 달래 70g(86.8mg)	• 꽁치통조림 50g(138.5mg)
• 생미역 70g(107mg)	• 치즈 30g(150mg)

폐경 여성에게 권장되는 식생활 습관은?

• 매일 세끼를 먹되, 1일 섭취 칼로리는 1600 Kcal65세 이상~1800 Kcal50~64세 정도로 제한합니다.

• 현미를 섞어 먹도록 합니다.

• 식물성 여성호르몬을 함유한 식품콩, 해바라기씨, 양배추, 브로컬리 등을 하루 1회 이상 섭취합니다.

• 매일 저지방 또는 무지방 우유, 요구르트, 멸치 등 뼈째 먹는 생선 등을

두 가지 이상 먹습니다.

- 섬유소가 풍부한 채소나 과일을 하루 한 접시 이상 먹습니다.
- 매일 녹황색 채소를 섭취합니다.
- 물을 하루 5~6컵 정도1~1.2리터 마시되 취침 2시간 이내에는 숙면을 위해 수분 섭취를 되도록 삼가합니다.
- 지방 섭취, 특히 동물성 지방을 하루 열량의 15~25% 이하로 줄입니다.
- 과식을 피하며, 특히 저녁은 이른 시간에 적은 양을 먹습니다.
- 카페인이 많은 음료는 하루 2~3잔 이하로 제한합니다.
- 금연을 합니다.
- 걷기 등 자신에게 맞는 적당량의 운동을 꾸준히 합니다.
- 짠 음식과 단 음식을 가급적 피합니다.

폐경 여성에서 심혈관계 질환 예방을 위한 식품은?

고혈압, 고지혈증, 비만특히 내장 비만, 흡연 등이 심혈관계 질환 발생의 위험 인자이며, 하루 세끼의 식사를 제철 식품을 이용하여 건강식으로 섭취하는 것이 이러한 위험 인자를 관리하는 기본적이고 중요한 전략입니다.

폐경 여성에서 심혈관계 질환을 예방하기 위한 권장 사항은 다음과 같습니다.

1. 지방은 가려서 섭취합니다.

동물성 지방은 포화 지방산이 많고 인스턴트 식품에는 트랜스 지방이 많으므로 섭취를 제한하는 것이 좋습니다. 오메가-3와 오메가-6는 우리 몸에 꼭 필요하지만 만들지 못하므로 반드시 음식을 통해서 섭취해야 합니다. 하지만, 지나치지 않도록 전체 칼로리의 15~25% 내에서 아래 음식을 위주로 섭취하는 것이 좋습니다.

1) 오메가-3

심혈관계 질환 발생을 감소시키고, 치매 발생을 예방할 수 있습니다. 어패류 특히 등 푸른 생선고등어, 꽁치, 참치, 연어 등에 많이 함유되어 있는데, 고등어 한 토막100g을 주 2회 정도 섭취하면 충분합니다. 또한, 들기름, 아마씨유 등의 식물성 기름 및 호두와 같은 견과류에도 식물성 오메가-3 지방산이 풍부히 들어 있으므로 식용유, 홍화씨 등의 기름을 대체하여 조리에 활용하면 좋습니다.

2) 오메가-6 지방산

콜레스테롤과 인슐린 저항성을 개선합니다. 대부분의 식품에 충분한 양이 포함되어 있으므로 별도로 섭취할 필요는 없으며, 오메가-3의 섭취량을 늘리는 것이 더 중요합니다.

2. 식이 섬유소 및 비타민 섭취량을 늘립니다.

식이 섬유소는 혈중 콜레스테롤을 감소시켜 심혈관계 질환을 예방할 뿐 아니라, 대장암에 대한 예방 효과도 있는 것으로 보입니다. 또한, 채소 및 과일에 풍부한 엽산은 뇌심혈관계 질환을 예방하며, 비타민 C는 혈관을 튼튼하게 유지하고 콜레스테롤을 개선하는 역할을 합니다. 비타민 A 활성이 가장 높은 베타카로틴은 콜레스테롤이 혈관에 축적되는 것을 막아줍니다.

따라서 제철 과일과 채소, 해조류 등을 매일 섭취할 수 있도록 적극 식단에 활용하는 것이 좋겠습니다. 또한, 흰쌀을 현미로 대체하는 것도 섬유질 섭취를 증가시키는 좋은 방법입니다.

3. 양질의 단백질을 적정량 섭취합니다.

단백질을 통한 에너지 섭취의 적정 비율은 7~20%로 폐경 여성은 하루 45 g 정도의 섭취가 권장됩니다. 흰살 육류인 닭가슴살은 지방이 적은 양질의 단백질 공급원이며, 생선류는 필수 지방산의 함량도 높아 권장됩니다.

식물성 단백질인 콩은 저지방, 무콜레스테롤, 고단백 식품으로, 혈중 콜레스테롤과 폐경 여성의 안면홍조 증상의 개선에 도움이 될 수 있어 추천됩니다.

4. 정백하지 않은 곡류의 섭취량을 늘립니다.

탄수화물을 통한 에너지 섭취의 적정 비율은 55~70%입니다. 현미는 속껍질과 씨눈에 들어 있는 영양소를 추가로 섭취할 수 있고 당뇨 발생을 줄일 수 있으므로, 섭취량을 늘리는 것이 좋습니다. 잡곡의 섭취가 영양학적으로 특별히 더 좋은 근거는 없지만, 어떠한 곡식이든 정백하지 않은 상태로 조리하는 것이 건강에 좋습니다. 밀가루 음식은 쌀에 비해 소화 흡수가 빠르기 때문에 공복감이 빨리 오고, 당뇨 발생의 위험이 쌀에 비해 높습니다. 따라서 빵보다는 떡을, 백미보다는 현미를 섭취하는 것이 좋습니다. 음료수나 간식에 많이 포함된 단맛을 내는 단당류는 당뇨 발생 위험을 증가시키므로 섭취를 제한합니다.

5. 소금 섭취량을 제한합니다.

소금을 지나치게 섭취하면 고혈압과 심혈관계 질환 발생이 증가할 수 있으므로 가급적 적게 섭취 합니다. 젓갈이나 장아찌와 같은 짠 음식을 적게 먹고, 국이나 찌개의 국물도 되도록 적게 먹습니다. 또한, 라면을 포함한 인스턴트 가공식품 섭취에도 주의를 기울여야 합니다.

6. 과음을 피하고 과다한 카페인 섭취를 주의합니다.

지나친 알코올 섭취는 혈청 중성지방을 증가시키므로 피해야 합니다. 과다한 커피 또는 음료홍차, 콜라, 코코아 등를 통한 카페인 섭취는 심혈관계 질환 발병 위험을 높이므로 주의합니다.

비만과 성인병 예방을 위한 식생활은?

'비만은 만병의 근원'이라는 말은 과언이 아닙니다. 비만의 결과 혈압, 혈당, 콜레스테롤이 상승하여 당뇨, 허혈성 심장실환, 뇌졸중 등과 같은 여러 만성 질환의 위험을 높이며, 요실금, 관절통, 관절염과 같은 질환도 더 흔하게 발생합니다. 또한, 폐경 이후 비만은 호르몬 치료보다 유방암의 발생과의 연관성이 더 높습니다. 따라서 폐경 여성은 더욱 철저한 식생활을 통해 적정 체중을 유지하고 비만을 예방하는 것이 중요합니다.

폐경은 평생 건강 관리의 새로운 이정표라 할 수 있습니다. 과거의 생활 습관을 되돌아보고 필요 사항을 개선하여 건강한 식습관과 규칙적 운동을 생활화하는 것은 폐경 이후 30년 이상의 노년기를 더 젊고 건강하게 살아가기 위해 반드시 필요합니다. 특정 음식을 과도하게 섭취하는 것은 바람직하지 않으며, 제철 재료를 이용한 균형잡힌 한식 위주의 저열량 식사를 섭취하는 것이 폐경 여성 건강을 지키기 위한 가장 기본적인 전략입니다. 한국영양학회에서 제시하는 식품구성탑에 있는 식품군이 골고루 포함되도록 식단을 구성하면 균형잡힌 식사를 할 수 있습니다.

대한비만학회에서 제시한 식사요법의 기본원칙

1. 체중 조절은 평생의 문제이고 체중 조절을 위해서는 식습관을 비롯한 생활 습관을 바꾸어야 하며 가장 효과적인 방법은 식사 조절과 운동 치료의 병행이다.

2. 1일 총 섭취열량을 체중유지에 필요한 열량보다 500~800kcal 줄인다.
   - 1일 500kcal 식사 섭취량을 줄이면 한 달에 약 2kg가 감소한다.
   - 끼니별로 식단을 작성하기 보다는 하루 섭취량을 염두에 두고 융통성 있게 식단을 계획한다.
   - 익숙해질 때까지 저울과 컵으로 음식량을 측정하도록 한다.

3. 하루에 3회 규칙적인 식사를 한다.
   - 끼니를 굶지 말고 적은 양이라도 규칙적으로 천천히 (20분 이상) 식사한다.
   - 금식, 절식은 폭식을 유도한다.
   - 식사 사이에 배가 고플 때에는 가벼운 간식을 하여, 다음 끼니에 폭식을 예방한다.

4. 계획한 열량 한도 내에서 식품을 골고루 섭취하는 것이 중요하다.
   - 무조건 식사량을 줄이지 않도록 한다. 너무 저열량식사를 하는 경우에는 기초대사율이 떨어지면서, 체중감소율이 둔화된다.
   - 음식의 종류를 몇 가지로 제한하지 말자. 음식의 종류를 너무 제한하는 경우에는 오히려 식탐이 생겨 무의식적인 과식을 하기 쉽다.

5. 열량이 적은 식품 및 조리법을 적절히 이용한다.
   - 외식을 할 때에는 과음, 과식을 주의하고, 저열량 음식을 선택한다.
   - 초콜릿, 탄산음료, 아이스크림 등 단 음식, 간식, 후식을 제한한다.
   - 포만감을 줄 수 있는 섬유소 섭취를 늘린다. 이를 위해 백미보다 현미, 과일은 깨끗이 씻어 껍질째 섭취하는 것이 좋다. 이때 잔류 농약에 의한 위해가 우려될 수 있으므로 친환경 또는 유기농법으로 재배한 농산물을 선택한다.
   - 음식이 짜거나 매우면 식욕이 더 자극되므로 싱겁게 조리한다.
   - 가공된 식품보다는 식품을 직접 조리해서 먹는다.

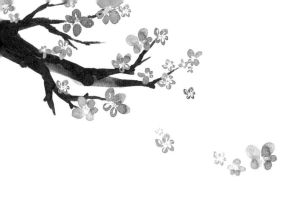

폐경 여성에 적합한 운동은?

폐경 여성은 다양한 신체 변화를 겪으면서 정신적, 육체적 스트레스를 받을 수 있습니다. 이러한 스트레스를 잘 극복하고 건강을 유지하기 위해서 적절하고 규칙적인 운동이 필수적입니다. 신체 활동이 부족하면 근력 및 뼈의 양이 감소하며, 심혈관계 질환, 비만, 고혈압, 당뇨병, 골다공증 등의 질환이 발생합니다. 특히 주로 앉아서 생활하는 여성은 만성 요통, 관절 경직, 불면증, 우울증 등을 호소하기 쉽습니다. 운동은 폐경 증상을 완화시키고 만성 질환을 예방할 수 있으며 삶의 질을 높이는데 기여합니다.

운동이 심혈관계 질환에 미칠 수 있는 영향은?

운동은 체중 감소, 피하와 내장 지방 감소, 허리둘레 감소 효과가 있으며, 혈관의 기능을 향상 시켜 심혈관계 질환의 발생 위험을 낮춥니다. 일주일에 서너 시간 이상 운동을 하는 여성은 한 시간 이하로 운동을 하는 여성보다 관상동맥 질환, 호흡기 질환, 암과 관련된 사망률이 낮습니다. 폐경 여성은 빠르게 걷기를 하루에 30-45분, 주 3회 이상하면 심혈관계 질환을 줄일 수 있습니다.

운동과 근골격계

주로 앉아서 생활하는 50세 이상 성인에서는 1년에 0.7%씩 척추 뼈의 양이 감소하지만, 활발한 신체 활동을 하면 감소율이 낮습니다. 운동은 골밀도를 유지 또는 증가 시키는데 도움이 되며, 특히 이른 나이에 폐경이 된 여성에서 지속적인 운동이 골밀도를 유지하는데 효과적입니다. 주당 한 시간 이상 걷기를 하는 경우 대퇴골의 골절 위험은 1년에 6%씩 낮아집니다. 또한, 운동은 근육의 양과 강도 및 몸의 균형을 유지하는 데에도 도움이 됩니다. 스트레칭은 유연성을 높여 운동 상해와 관절의 경직을 막아주는데 효과적입니다. 하지만, 운동은 개인의 역량에 맞춰서 권고되어야 하며, 과도한 달리기나 에어로빅 등의 유산소 운동은 폐경 여성에서 오히려 해로울 수 있습니다.

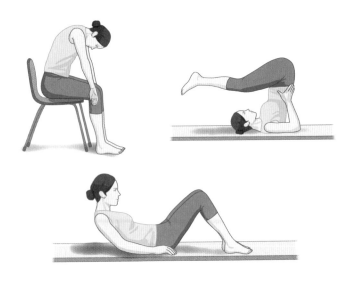

운동과 유방암

고열량 식이와 비만은 유방암의 위험 인자입니다. 특히 아시아 여성에서는 복부 비만이 유방암의 위험과 관련이 있습니다. 주당 4시간 이상 운동을 하는 폐경 여성은 유방암의 위험도가 감소하는데, 운동을 통해 에너지 소비량을 늘리고 체지방을 줄이는 것이 유방암의 위험을 낮추는데 도움이 됩니다. 실제로 체중이 적은 여성이나 운동을 많이 하는 여성은 여성호르몬의 농도가 낮게 측정 됩니다.

운동과 정신건강 그리고 삶의 질

운동은 정신건강에 좋습니다. 충분한 운동을 하는 경우 우울증의 위험이 낮아지고 인지기능이 좋아지며 치매의 위험성도 적어질 수 있습니다. 운동은 정신 건강뿐만 아니라 삶의 질에도 많은 영향을 미칩니다. 폐경 여성이 주당 서너 시간 이상 운동을 하면 스트레칭만 하는 경우 보다 수면의 질이 월등히 좋습니다. 운동 기간이나 강도가 중요한데, 미국 스포츠의학회에서는 운동의 효과를 보려면 최소한 12주 이상 지속되어야 하며, 한 번에 최소 30분씩 하루에 2-3번에 나눠서 운동을 할 것을 권고하고 있습니다.

폐경 여성이 운동할 때 주의 사항은?

운동은 본인이 할 수 있는 능력에 따라 해야 합니다. 지나친 운동은 근골격계에 악영향을 줄 수 있습니다. 폐경 여성은 골관절염, 요통, 당뇨, 고혈압 등의 만성 질환을 가지고 있는 경우가 많고, 호흡 및 순환 기능을 포함한 여러 가지 생리기능이 감소되어 있을 수 있습니다. 이에 따라 적절한 운동을 위해 다음과 같은 사항을 고려해야 합니다.

- 종합 검진 등을 통해 건강 상태를 확인하여야 합니다.
- 미리 낙상이나 골절에 대한 대비를 합니다.
- 장기간에 걸친 무리한 운동이나 혈압 상승 위험이 있는 운동을 피합니다.
- 너무 춥거나 더운 곳에서는 운동을 피합니다.
- 개별화된 운동 처방을 통하여 자기 체력 상황에 맞는 운동을 찾습니다.

폐경 여성이 하면 좋은 운동은?

1. 걷기

- 하루 30분 이상 걷습니다.
- 체중 조절을 위해서는 일주일에 5~6회 정도는 걷습니다.
- 약 시속 6km의 속도로 걷는 것이 효과적입니다.
- 따로 시간을 낼 수 없다면 평소에 계단으로 오르내리는 것이 좋습니다.

2. 뼈의 양을 유지하기 위한 운동

다음과 같은 세 가지 운동을 병행하는 것이 좋습니다.

- 근력강화 운동: 주로 팔, 등, 허리에 초점을 맞춘 운동으로, 수중 에어로빅, 가벼운 역도나 아령 들기, 탄력 밴드 운동 등이 있습니다.
- 체중 부하 운동: 전신을 사용하는 운동이며, 약한 강도의 에어로빅, 빠르게 걷기, 스포츠 댄스, 계단 오르기, 러닝머신 뛰기 등이 해당됩니다.

- 유연성 강화 운동: 필라테스, 요가 등이 해당됩니다. 발목, 발가락, 무릎, 손목, 어깨, 허리 등을 유연하게 돌려주는데, 각 부위마다 10-20회 정도 반복하는 것이 좋습니다. 단 척추에 지나치게 무리가 가는 자세는 근육의 긴장을 유발하며 골절도 발생할 수 있으므로 피하는 것이 좋습니다.

제 10 장

폐경기에 호르몬 치료 이외 다른 대체요법은?

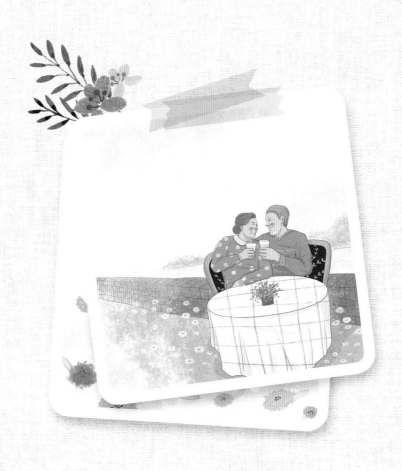

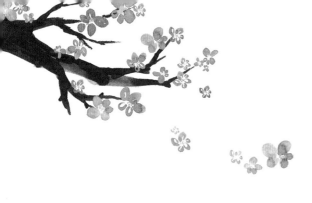

안면홍조를 조절할 수 없는 경우에
사용 가능한 비호르몬 치료는 어떤 것이 있나요?

유방암 등으로 인해 호르몬을 사용할 수 없는 여성들의 경우 비호르몬 치료를 고려하게 됩니다. 일반적으로 항우울증 치료제로 쓰이는 선택적 세로토닌 재흡수 억제제 혹은 세로토닌, 노에피네프린 재흡수 억제제가 효과적입니다. 이들 약물의 작용 기전은 명확하게 알려져 있지 않으나 아마도 항우울 작용과는 다른 작용일 것으로 추측되고 있으며, 훨씬 빠르게 작용합니다. 이외에도 통증 치료제로 사용되는 가바펜틴 역시 효과적으로 사용할 수 있습니다.

식물성 여성호르몬은 효과가 있나요?

식물성 여성호르몬은 식물에서 유래하는 천연화합물로 체내의 여성호르몬과 유사한 생물학적 효과와 화학적 구조를 가지고 있습니다. 일반적으로 이소플라본isoflavone, 리그난lignans, 코메스탄coumestans의 세 군으로 분류하고 있습니다.

이소플라본은 가장 널리 알려진 플라보노이드로서 주로 콩과 식물에 존재하며, 폐경 여성에게 가장 많이 사용되는 식물성 여성호르몬입니다. '피토에스트로겐', '식물성에스트로겐', '콩단백', 또는 '이소플라본'과 같은 용어들은 종종 서로 구분 없이 사용됩니다. 이소플라본은 붉은 토끼풀red clover과 콩류, 콩제품에 다량 함유되어 있습니다. 우리가 흔히 먹는 대두大豆는 고농도의 이소플라본을 함유하며, 대두단백에 결합되어 있습니다. 대두로 만드는 모든 식품은 많은 이소플라본을 함유하고 있습니다. 안면홍조를 치료하기 위한 이소플라본의 일일 권장량은 40~80 mg인데, 효과가 나타나기까지는 수 주가 걸릴 수 있습니다. 이 용량에서의 독성 또는 부작용은 매우 적은 것으로 알려져 있습니다. 콩 제품 및 콩이 많이 함유된 음식들이 안면홍조를 완화시키는 것으로 알려져 있으나, 매일 꾸준히 복용하여야 효과를 볼 수 있습니다. 그러나 심혈관계, 골대사, 질건조, 유방암 및 자궁내막증에 대해서는 좀 더 충분한 연구가 필요한 부분입니다.

식물성 리그난은 고등 식물인, 곡류, 콩류, 야채 그리고 씨앗 등의 구성성분입니다. 아마인, 참깨와 같은 지방종자에 많으며, 그 외에 딸기와 크랜베리에도 존재합니다. 섭취되면 장에서 동물성 리그난으로 전환되에 약한 여성호르몬 활성을 나타냅니다.

그리고, 많은 종류의 코메스탄 중 여성호르몬의 활성을 보이는 것은 주로 코메스트롤coumestrol과 4-메톡시코메스트롤methoxycoumestrol 입니다. 코메스트롤은 음식물에서는 찾기 어려운 성분이며, 대두와 클로버의 발아 무렵에 얻기가 가장 좋은 것으로 보고되었습니다.

Black cohoshcimifuga racemosa는 승마속, 미나리아재비과에 속하는 식물로 뿌리와 땅밑 줄기인 근경은 수백 년 동안 부인과 질환 등의 의학적 용도로 사용되어 왔습니다. 서양에서 호르몬 치료를 위한 대체제로서 가장 흔히 사용되며, 지금까지 폐경 증상의 치료에서 가장 널리 연구된 약초로 독일 보건국에서는 월경전 증후군과 월경통 뿐 아니라 폐경과 연관된 증상의 치료물질로 승인하였습니다. 승마升摩, Cimifuga heracleifolia와는 다르며 아직까지 작용 기전은 잘 알려져 있지 않습니다. 그러나 그 효과는 위약과 큰 차이가 없다고 알려져 있고, 아직 비뇨생식기 위축에 미치는 효과는 확실히 밝혀져 있지 않으며, 연구 결과 안면홍조를 완화시키는 효과가 미미하여 현재 경미한 안면홍조의 치료에 이용되고 있습니다.

폐경 증상에 효과가 있는 다른 식물성 제제에는 어떤 것이 있나요?

당귀, 인삼, 붉은 클로버, 톱야자, 감초, 달맞이꽃 종자유, 아마씨 등 여러 식물성 제제들이 있습니다. 폐경 증상을 치료하기 위하여 사용되는 이러한 식물성 제제들은 폐경 여성들에게는 부작용이 적은 것으로 생각되어 매우 매력적으로 느껴질 수 있습니다. 그러나 이와 같은 치료 방법에 대한 대부분의 연구들은 그 연구 규모가 작고 장기간의 결과가 없습니다. 따라서 단기간 사용하는 것은 문제가 없지만 장기간의 효과 및 부작용에 대하여는 주의를 하여야 합니다. 최근 문제가 되었던 건강보조식품들의 경우, 소규모, 단기간 연구에서 효과를 보였다고 보고하였으나 호르몬 치료와 같이 대규모로 연구 결과를 보고한 적은 없으며 인체를 대상으로 한 임상 시험 보고는 아직 부족하다고 하겠습니다. 따라서 호르몬 치료 대신 이러한 제제들을 맹신하여 사용하는 것은 문제가 있습니다.

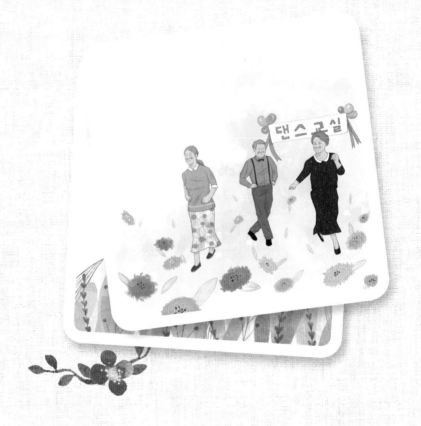

제 11 장

폐경과 성생활이
뭔 관계?

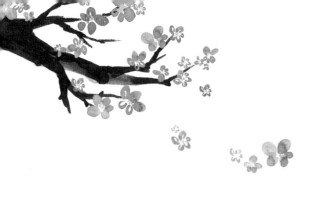

상담 폐경이 된지 1년 정도 된 여성입니다. 폐경이 되어 얼굴이 화끈 달
아오르고 땀도 많이 나고 했지만 그건 견딜만하다고 생각되어 병
원을 가거나 치료를 받거나 하지는 않았는데요, 요즘 들어서는 남편과 잠자리
를 가지면 옛날과는 달리 많이 아파서 하고 싶지 않아집니다. 자꾸 피해서 그
런지 아니면 어떤 이유에서인지 최근에는 아픈 것 말고도 아예 잠자리 의욕조
차 없구요. 생각이 없으니 이제 여성으로서는 끝난 것인가 하는 생각이 들어
우울해지기도 하구요, 피하는 것도 한 두 번이지 남편에게 미안하기도 하구요.
이게 다 폐경과 관련이 있는 것인가요? 해결방법은 없는 것인지요….

　여성의 성기능은 인생 전반에 걸쳐 변화하게 되는데, 이러한 변화는 육
체적인 면도 중요하지만 인간 관계나 나이가 들어감에 따라 새로운 질병
을 얻게 되는 등의 여러 가지 요인에 의해 좌우됩니다. 여성에 있어서 폐경
은 삶에 많은 영향을 미치고, 성 생활면에서 더욱 그렇습니다. 보고에 의하
면, 약 50-60%의 폐경기 여성이 이러한 변화 속에서도 여전히 성에 대해
서 관심을 가지고 있다고 합니다.

폐경이 되면 성욕이 감소하나요?

폐경이 된다고 성욕이 꼭 감소하지는 않습니다. 많은 여성들이 폐경이 되고 나면 '여자로서 끝났다'는 착각을 하는데, 물론 임신을 할 수는 없지만 '여자로서 끝났다'는 표현은 심한 이야기지요. 동물의 경우 성교는 단순히 종족 번식을 위한 수단에 불과하지만 인간에 있어서의 성은 사랑의 표현이며 친밀한 관계의 모습으로서 인간에게는 없어서는 안 되는 중요한 가치이기 때문에 자칫 여성들이 폐경이 되어 아이를 더 이상 가질 수 없는 것을 여성으로서의 매력을 상실한 것으로 생각하는 것은 맞지 않습니다. .

폐경이 되면 대개 성생활이
불편하고 아프다고 하는데사실인가요?

폐경이 되면 난소가 일을 하지 않으니 여성호르몬이 분비가 잘 안되지요. 여성호르몬은 여성의 성적 건강을 유지하는데 매우 중요한데, 여성호르몬이 줄어들면 질 벽이 얇아져서 위축성 질염이 자주 발생하고, 외음부 및 클리토리스도 작아지고 얇아지게 되며, 분비샘들의 세포가 감소하여 질 분비물이 줄어들게 되어 성생활을 할 때 윤활이 잘 되지 않아 아플 수 있고 흥분에 대한 감도도 감소하게 됩니다. 이에 따라 성교 시에 통증이나 화끈거림 및 뻑뻑한 느낌이 생기고, 심지어는 질 출혈까지 발생할 수 있어 성생활이 불편해진다고 하는 여성들이 많아집니다.

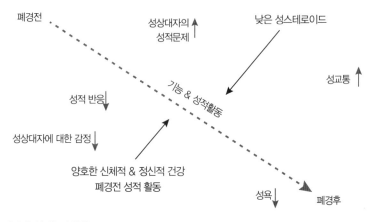

▲ 폐경 후 성기능의 변화

여성의 성생활에 있어 여성호르몬의 역할은 무엇인가요?
또 여성호르몬의 사용이 성생활에 도움이 되나요?

여성의 성반응은 흥분기, 고조기, 극치기 그리고 회복기로 나눌 수 있습니다. 흥분기에는 여성의 성기에 혈액 순환이 증가하여 분비물이 늘어나게 되는데, 여성호르몬이 여기에 큰 역할을 담당합니다. 폐경이 되어 여성호르몬의 분비가 감소하면 분비물도 줄어들게 되고 앞서 설명한 것처럼 위축성 질염 또한, 생기게 되어 성교를 위한 삽입 시 통증을 느끼게 되고 이로 인하여 성교 시 두려움을 느끼게 되어 성교 자체를 거부하는 일도 생길 수 있지요. 이때는 성욕 자체가 감소된 것이 아니므로 질 안에 바르는 여성호르몬 크림이나 질정제가 도움이 될 수 있습니다. 윤활제를 사용하는 것도 성교통으로 인한 통증이나 성교 곤란에 도움을 줄 수 있는데, 공인된 제품을 사용하는 것이 좋으며 아무 로션이나 기름 등을 사용하는 것은 부작용을 일으킬 수 있으니 조심해야 합니다. 여성의 경우 성반응에 있어 남성보다 상대방에 대한 신뢰, 관계 등이 훨씬 중요하며 서로에 대해 깊은 친밀감을 표현하는 것은 여성의 성반응의 강력한 유발 요인이기 때문에 함께 따뜻한 목욕을 하거나 전희를 오래 하는 것도 성욕을 유발시키는 방법이 될 수 있고, 여성 성기로의 혈액 순환을 증가시켜 오르가즘을 증가시키는 데 도움을 줄 수 있습니다.

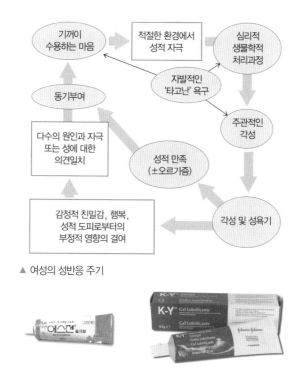

▲ 여성의 성반응 주기

폐경과 함께 실제로 성욕이 저하되는 경우에는 어떻게 하나요?

성욕이라고 하는 것은 매우 복잡한 과정들이 상호 연관되어 있기 때문에 성욕 저하 장애는 효과적으로 치료하기 어려운 경우가 많은데, 이는 다른 성기능 장애_{성교통, 극치감 장애 등}와 함께 나타나는 경우가 많으며, 정신적인 문제까지 같이 있는 경우가 많기 때문이지요. 성욕 저하 장애를 치료하기 위해서는 배우자와의 교감이 매우 중요하며, 서로 간에 아내의 폐경이라는 갑작스러운 심리적, 육체적 변화에 대한 이해가 필요합니다. 산부인과 전문의, 정신건강의학과 전문의, 성담당 전문가 등의 상담이 우선적으로 도움이 될 수 있을 것이고, 이러한 문제들이 모두 해결되었는데도 성욕이 생기지 않는다면 성욕과 관계된 호르몬 중 특히 남성호르몬의 저하가 원인일 수도 있습니다. 아직 여성에서 공인된 약품과 없고 용량도 정해지지 않았으며, 효과와 안전성에 대한 아직 명확한 해답은 없습니다. 건강 보조 식품으로 흔히 복용하는 DHEA도 그 대사물이 체내에서 성호르몬으로 바뀐다는 것에 착안하여 성적인 생각이나 관심, 만족도를 향상시킬 수 있는지에 대한 시도가 있었지만 아직 그 효과는 불분명합니다. 티볼론은 다른 일반적인 호르몬 제제에 비하여 남성호르몬 작용을 가지고 있기 때문에 성적 환상이나 흥분, 욕망에 효과가 있는 것으로 알려져 있습니다. 하지만 이런 모든 약제들은 전문의와 상담 하에 복용하여야 하겠습니다.

오르가즘이 폐경 이후 없어진 것 같습니다. 어떻게 해야 하나요?

다른 원인도 있겠지만 극치감 장애와 관련하여 폐경 여성들의 골반저 근육이 약해져서 잘 수축을 못하는 것이 원인일 수 있는데, 이런 약해진 근육을 강화시키는 방법으로 케겔 운동이 있습니다. 원래는 골반저 근육이 약해져서 생기는 요실금을 치료하는 운동이지만 폐경 후 약해진 골반저 근육을 강화함으로써 성감도 좋아질 수 있다고 알려져 있습니다. 방법은 원칙적으로 질을 약 1-2초간 수축한 후 긴장을 푸는 것을 반복하는 것에서 시작하여 그 시간을 5-10초 정도를 연장하여 수축했다 이완하는 동작을 하루 20회씩 4번 정도 반복하는 것으로, 매일 반복하는 것이 쉽지 않지만 요령을 익히게 되면 누구든 할 수 있습니다.

한편 항우울제와 같은 약들도 오르가즘을 저해할 수 있기 때문에 복용하고 있는 경우 조절이 필요할 수도 있습니다. 전문적으로는 인지 행동 치료를 해볼 수 있는데, 이는 성적 생각과 마음가짐에 대해 불안을 감소시켜줌으로써 효과를 기대하는 것이고, 성감 집중 훈련을 성감이 없는 부위를 처음에 자극하다가 점점 성감이 높은 부위를 자극한 뒤 성기를 자극하거나 성교를 시도하는 방법으로 효과를 얻을 수도 있습니다. 이러한 부분은 전문의와 상담을 통해서 시도하는 것이 좋겠지요.

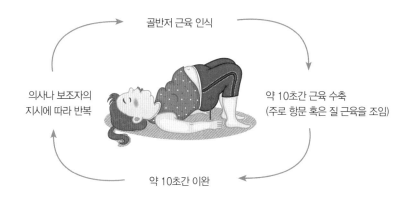

폐경 이외에 성기능에 영향을 미칠 수 있는 문제는
어떤 것이 있나요?

나이가 들면서 발생할 수 있는 내과적 질환도 폐경 여성의 성기능에 영향을 미칠 수 있습니다. 당뇨병이나 갑상선 질환 등도 질을 건조하게 하고, 질염을 유발할 수 있으므로 필요하다면 적절히 치료하여 조절해야 하며, 요실금이나 자궁 근종, 골반장기탈출증과 같은 산부인과 질환도 성적 흥분에 영향을 줄 수 있으므로 전문의의 조언이 필요합니다. 외음부의 피부 질환이 성교를 방해하는 요소가 되는 경우도 있으므로 성교 시 반복적으로 상처가 생기는 경우는 진찰을 받아보는 것이 좋습니다. 이외에도 항우울증제, 항불안제, 음주 등도 좋지 않은 영향을 미칠 수 있습니다.

폐경 후 배우자와의 관계가 성생활에
어떤 영향을 미치나요?

나이가 들어감에 따라 생기는 육체적인 변화는 대개의 경우 배우자도 같이 겪고 있는 문제일 가능성이 크므로 성생활에 있어 젊었을 때와는 다른 자신의 어려움이나 요구를 배우자와 솔직하게 의논하는 것이 필요합니다. 이를 통하여 서로 만족할 수 있는 성교의 빈도, 좋은 시간의 선택, 분위기, 일방적이지 않은 상황 등에 신경을 쓰도록 해야 합니다. 또한, 젊었을 때의 방식을 답습하거나 고집하지 말고 두 사람 사이에 있어 어떤 방식의 성생활이 적절하고 행복한 지 많은 대화를 통하여 알아보면서 성생활을 하는 것이 좋겠습니다. 최근 한 보고에 의하면 폐경 여성들 중 성적 문제가 없는 여성들은 대부분이 배우자가 본인보다 젊은 경우였다고 보고된 바, 사실

상의 성적 문제는 폐경 여성 자신에 있는 것이 아니라 오히려 배우자의 문제일 수 있다는 점을 시사하고 있습니다. 연령이 증가할수록 여성들은 성에 대한 흥미를 많이 잃지 않는 것으로 되어 있으나 남성들은 쉽게 흥미를 잃게 된다는 보고가 있으며, 남성의 건강과 성적 능력 역시 나이가 들어감에 따라서 감소하기 때문에 폐경 이후의 성생활을 원활하게 하기 위해서는 남녀 상호간에 어떤 변화가 일어나고 있는지를 잘 알고 서로에게 이해시켜 주려는 노력이 필요하다고 하겠습니다.

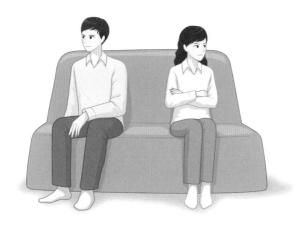

제 12 장

폐경 이후 흔히 접하는
부인과적 질환

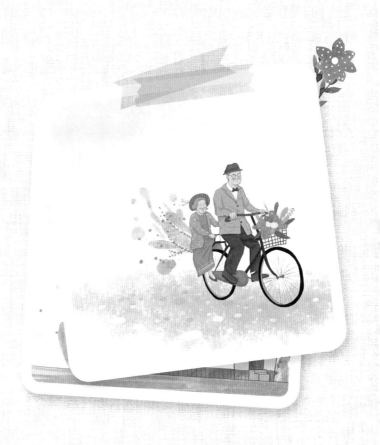

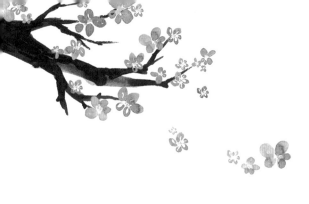

부인과 질환은 난소, 자궁, 질 외음부에 생길 수 있는 질환을 총칭하는 것입니다. 폐경 후에는 가벼운 질염부터 생식기의 양성, 악성 종양 등 다양한 질환이 생길 수 있습니다. 이 시기에 흔한 부인과적 증상과 질환으로는 비정상 질 출혈, 질염, 요실금, 골반장기탈출 등이 있습니다. 여기에서는 앞서 다루지 않았던 질출혈과 골반장기탈출증에 대해 알아보도록 하겠습니다.

폐경이 되었는데 가끔 질 출혈이 있습니다.
어떻게 해야 하나요?

비정상 질 출혈이란 정상적인 월경 이외에 생기는 출혈이나 평소 월경과는 다른 양상의 출혈양상기간, 주기, 양의 변화을 의미합니다. 폐경이 다가오면 호르몬의 생성 변화로 인해 월경 주기가 불규칙해지거나 출혈량의 변화가 생길 수 있는데, 이는 많은 여성들이 겪는 정상적인 증상입니다. 하지만, 여성들은 이런 월경 양상의 변화를 이상 신호로 받아들여 병원을 방문하게 됩니다.

월경이 완전히 끝난 폐경 여성에서 질 출혈은 비정상적 증상입니다. 가장 흔한 원인은 여성호르몬의 부족으로 생식기가 건조하여 생기는 위축성 질염 혹은 위축성 자궁내막염입니다. 이런 경우 경구 호르몬 치료 뿐만 아니라 그림, 질정제를 사용함으로써 증상을 완화시킬 수 있습니다. 폐경 여성에서 질 출혈이 있는 경우에는 반드시 전문의와의 상담이 필요합니다. 가장 흔한 원인은 호르몬 불균형과 부족에 의한 위축성 질염이기는 하지만 자궁암이나 자궁경부암 같은 악성 종양의 빈도는 나이가 들어감에 따라 증가하며 질 출혈은 이러한 질환들의 초기 증상일 수도 있기 때문입니다. 따라서 비정상질 출혈이 있는 경우 정확한 진찰과 감별이 필요합니다.

한편, 호르몬 치료를 받는 여성에서 질 출혈이 있을 수 있는데, 특히 호르몬 복용을 처음 시작할 때나 약물을 불규칙적으로 복용하는 경우 흔히 생깁니다.

폐경 후 비정상 질 출혈을 보이는 경우에는 골반진찰과 초음파 검사 등을 하게 됩니다. 초음파 검사는 자궁 및 난소에 종양이 있는지를 관찰할 수 있으며 자궁내막의 모양이나 두께를 파악하는데 유용합니다. 폐경 후 여성의 자궁내막은 폐경 전에 비해 얇아지는 것이 보통인데 초음파 검사에서 자궁내막이 두껍게 관찰되거나 모양이 불규칙한 경우에는 전문의의 판단에 따라 자궁내막 조직검사를 시행할 수 있습니다.

폐경 후 질 출혈의 원인

- 노인성 위축성 질염
- 호르몬 치료 (처음 복용 시나 중단하는 경우 흔함), 호르몬 약물의 불규칙한 복용
- 생식기계 양성 및 악성종양 (자궁내막용종, 자궁내막암, 자궁경부암, 자궁암 등)

소변이나 대변을 보려고 힘을 주거나 쪼그려 앉으면 밑이
빠질 듯 하며 혹 같은 것이 만져지는데 어떻게 해야하나요?

골반장기탈출증은 골반 내에 있는 장기, 즉 자궁이나 방광, 직장 등이 밀려내려와 질이 뒤집어지면서 밖으로 나오거나 늘어지는 현상을 말합니다. 이는 골반 내 장기를 지지하는 인대와 조직이 나이가 들어감에 따라 탄력을 잃어 생기는데 폐경 여성, 특히 고령 여성에서 주로 관찰되는 문제입니다. 과체중, 비만, 출산을 많이 한 경우, 무거운 물건을 많이 드는 경우에서 조금 더 흔히 발생할 수 있습니다. 환자들은 주로 '밑이 빠지는 듯한 느낌'이나 실제 질 밖으로 무언가 빠져 나와 혹처럼 만져지는 증상으로 병원을 찾게 됩니다. 골반장기탈출증은 심한 경우에는 배뇨, 배변장애를 동반할 수 있고 탈출된 질과 자궁이 지속적으로 마찰됨으로써 염증과 감염을 유발할 수도 있습니다. 골반장기탈출증은 환자의 연령이나 동반 질환, 탈출 정도에 따라 치료방법이 결정되며 치료 방법으로는 수술로 교정하거나 기구를 삽입하는 방법이 있습니다. 골반장기탈출증이 있는 경우에도 질에 바르는 호르몬 크림이나 케겔운동과 같은 골반근육운동이 도움이 될 수 있습니다.

상담 저희 엄마가 1년 정도 전에 생리가 끊기셨고 지금 나이는 49세입니다. 엄마가 원래 살이 잘 안 찌는 체질이고 운동도 원래 좋아하셔서 살이 안쪘는데 한 달 전부터 배부위에만 살이 찌고 지방덩어리가 뭉치는 느낌이래요. 그리고 계속 운동을 하고 싶어하시는데 일 때문에 바쁘셔서 할 시간이 없으세요. 얼마 전에 나라에서 해 주는 건강검진을 하셨는데 당뇨는 아직 아니지만 수치가 정상보다 높고, 콜레스테롤이 높아서 조심하시라고 들었대요. 이게 폐경 증상인가요? 만약 폐경이라면 어떻게 해야 되는지 치료 방법이나 식생활 등을 알려주세요!

대사증후군은 무엇인가요?

대사증후군은 당뇨병 전단계인 당불내성, 고혈압, 이상지질혈증, 비만 등 심혈관계 질환의 위험인자들이 한 개인에게 함께 나타나는 것입니다. 대사증후군은 심혈관계 질환을 발생시키고 사망 위험을 높이는 매우 심각한 건강 문제입니다.

1. 대사증후군은 어떻게 진단하나요?

현재 가장 일반적으로 사용되는 진단 기준은 아래의 항목들로 이 중에서 3가지 이상을 가지고 있는 경우, 대사증후군으로 진단 할 수 있습니다.

대사증후군의 진단

다음 중 3가지가 해당되면 대사증후군으로 진단할 수 있다.
* 허리둘레 : 여자 80cm 이상 (남자 90cm 이상)
* 공복혈당 : 100mg/ dl 이상
* 혈압 : 수축기 130mmHg 이상 또는 이완기 85mmHg 이상
* 중성지방 : 150mg/dl 이상
* 고밀도지질콜레스테롤 : 여자 50mg/dl 미만 (남자 40mg/dl 미만)

---

2. 대사증후군은 얼마나 흔한 문제인가요?

대사증후군의 유병률은 지역에 따라 다양한데, 이는 나이 및 인종, 그리고 진단 기준에 차이가 있기 때문입니다. 우리 나라의 경우 2013년 국민건강보험공단의 건강검진통계에 따르면, 전체 연령에서 남성의 25.1%, 여성의 19.7%가 대사증후군을 앓고 있었으며, 1개 이상의 요소에서 기준치를 초과한 주의군은 남성 77.7%, 여성 64.3%, 남녀모두에서 71.6%로 보고되어 그 비율이 매우 높았습니다. 특히 여성의 경우 주목하여야 할 것은 50

대 이하에서는 유병률이 낮은 반면, 폐경 이후인 50대 이후에는 유병률이 급격히 증가하는 점입니다. 이처럼 폐경은 나이, 식습관, 비만 및 신체 활동 정도와 무관하게 대사증후군의 발생 위험을 증가시킬 수 있습니다.

3. 대사증후군과 관련된 문제들

1) 당뇨병

인슐린 저항성에 따른 인슐린 작용 이상은 간 및 신장에서의 당 생산 억제에 이상을 일으키고, 조직으로의 당 흡수를 감소시켜 결국 당뇨병의 발생으로 이어집니다. 폐경은 나이 및 비만도와 상관없이 당뇨병의 위험 인자로 알려져 있는데, 특히 대사증후군을 가지고 있으면 대사증후군이 없는 사람에 비해 당뇨병 발생의 위험도가 4-6배 이상 높아집니다.

2) 고지질혈증

지방산은 인슐린 작용에 의한 당 흡수를 저해하며 중성지방의 형태로 몸에 축적됩니다. 따라서 혈중 중성지방 농도의 증가는 인슐린 저항성을 나타내는 인자이며, 이와 함께 고밀도 지단백의 감소와 같은 다른 형태의 지질 이상도 나타납니다. 폐경은 혈중 총 콜레스테롤 및 저밀도 지단백의 농도 상승 및 고밀도 지단백의 농도 감소와 연관되어 있으며, 이러한 지질 변화는 폐경 자체뿐만 아니라 폐경 후 흔히 발생하는 내장 비만의 증가와도 연관이 있습니다.

3) 혈압

인슐린 저항성과 혈압의 상관성은 잘 알려져 있는데, 정상 상태에서 인슐린은 혈관을 이완시키는 작용이 있지만 저항성이 있는 경우 이러한 효과는 사라집니다. 일반적으로 젊은 여성의 혈압은 남성에 비해 낮고, 차이는 사춘기 이후부터 나타나는데, 이러한 차이는 혈압이 성호르몬에 의해 영향을 받는 것을 의미합니다. 폐경 후 호르몬 변화에 의한 혈압의 상승은 고혈압 유병률을 증가시키는데, 40대 중반까지의 고혈압 유병률은 남성에서 높은 반면, 노년기에는 여성의 고혈압 유병률이 높아집니다. 물론 폐경 후 혈압의 증가가 모두 호르몬 결핍만으로 설명될 수는 없겠지만, 여성호르몬의 결핍은 직간접적으로 혈압을 높일 수 있는 다양한 변화들을 설명할 수 있고, 결국 이러한 변화들이 체중 증가와 같이 폐경기에 동반되는 다른 문제들과 함께 나타나므로 그 효과가 증폭된다고 할 수 있습니다. 대사증후군을 가지고 있으면 대사증후군이 없는 사람에 비해 심혈관 질환의 발생 위험도가 2배 이상 높아집니다.

4) 암

비만으로 인해 성호르몬, 인슐린 등 호르몬의 대사가 바뀌어 세포의 증식, 분화, 세포자멸사가 비정상적으로 조절되는데, 그 결과 자궁내막, 대장, 식도, 신장암 발생이 증가하며, 특히 폐경 후 여성에서 유방암이 증가되기 때문에 암을 예방하기 위해서는 체중 증가를 각별히 조심해야 합니다.

4. 대사증후군의 예방 및 치료방법은 무엇인가요?

대사증후군은 심혈관계 질환, 당뇨병, 암의 발병 위험을 증가시키므로 일단 진단이 되면 이들 질환 발병의 위험을 줄이기 위한 적극적인 치료가 필요합니다. 하지만 치료할 수 있는 뚜렷한 방법이 아직 밝혀지지 않아서 예방이 더욱 중요한데, 일반적으로 식습관 개선, 신체 활동 증가, 금연, 절주, 스트레스 관리 등의 생활습관 교정이 우선입니다. 과다 체중을 감량하는 것이 필요하며, 또한, 스트레스를 받지 않도록 정신적, 육체적 환경을 잘 조절해 마음을 편안하게 하기 위해 선택할 수 있는 가장 좋은 방법은 바로 '운동'입니다. 운동을 생활화하고 술과 담배를 줄이고 적절한 양의 식사를 하는 것이 대사증후군을 예방하는 가장 기본적인 방법이라는 것을 항상 염두에 두어야 합니다.

운동 중 가장 효과적인 방법은 복부를 중심으로 한 체중 감소 즉, 뱃살 빼기입니다. 허리 둘레를 줄이면 내장비만의 위험이 감소하고 이에 따라 대사증후군에 걸릴 확률도 감소합니다. 또한, 올바른 식사 습관을 갖는 것도 중요한데, 탄수화물 섭취는 전체 칼로리 중 50% 미만으로 낮추는 것이 좋고, 단순 다당류의 탄수화물보다는 정제하지 않은 곡류로 만든 빵이나 제품, 현미가 좋으며, 설탕 등의 단당류의 섭취는 제한하는 것이 좋습니다.

비만 및 대사증후군의 일차적인 치료는 예방법과 유사하며, 건강한 생활 습관을 가지도록 하는 것으로 1년에 5~10%의 체중 감량을 달성할 수 있도록 보다 엄격히 칼로리를 제한하고, 운동량을 증가시키며, 식사내용을 변화시켜야 합니다. 생활습관의 개선만으로 충분치 않거나, 심혈관계 질환의 위험도가 매우 높은 경우에는 인슐린 증감제를 사용하는 약물 치료가 필요한 경우도 있습니다.

골관절염

사례 폐경 이후 무릎 관절이 예전과 다르게 안 좋아진 것 같습니다. 올 초부터 관절염이 심해졌어요. 폐경이 오면서 그런 거 같아서 몇 달 참았는데 발과 손가락이 붓고 뼈가 약간 틀어지는 느낌이에요. 정형외과에서 엑스레이 찍었을 때는 뼈에 이상이 없다고 하고 퇴행성 관절염이라고 염증약을 처방받았는데 복용한지 몇 달 됐는데도 조금 밖에 나아지지 않아요. 다른 검사를 받아보는 것이 좋은지, 도움이 되는 운동이나 음식이 있는지, 만약 수술을 받는다면 어떤 식의 수술이 있는지 알려주세요.

1. 폐경과 함께 오는 관절통의 원인은 무엇인가요?

　폐경 이후 관절통의 발생은 아침에 일어난 후 뻣뻣함과 함께 손, 무릎, 등, 허리, 어깨 부위의 통증을 특징으로 하며 이는 갑작스런 여성호르몬의 감소로 인해서 관절 부위가 통증에 민감해지면서 일어나는 현상으로 알려져 있습니다. 잘 생기는 부위는 목과 무릎이며, 등, 손, 어깨 순서로 흔합니다. 여성에서 더 잘 생기고, 고령이거나 비만일수록, 특히 폐경 이행기에 잘 생기는 것으로 알려져 있습니다. 관절통은 여성호르몬의 감소뿐 아니라 퇴행성 관절염, 류마치스 관절염, 통풍, 골종양, 요천추부 염좌, 고관절 염증, 골절 등 다양한 원인에 의해 발생할 수 있으므로 증상과 원인에 따라 주의 깊은 감별 진단과 치료가 필요하다고 할 수 있으며. 원인 질환이 특별히 존재하지 않으면서 폐경 이후 관절통과 폐경 증상이 지속된다면 전문의와의 상담을 통하여 호르몬 치료 등을 고려할 수 있습니다.

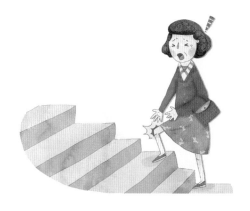

2. 골관절염은 무엇이며 어떻게 진단하나요?

미국 류마티스학회에 따르면 골관절염이란 지속적인 관절 연골의 손상으로 관절 간격의 감소, 연골하 골의 변화를 유발하며 통증, 관절의 변형, 기능의 악화를 초래하는 만성 질환으로 정의됩니다. 즉, 관절을 많이 사용하여 닳아서 오는 증상들인데, 노령 인구의 증가에 비례하여 골관절염의 유병률은 증가하는 추세이며 특히 무릎관절에 가장 흔히 나타나 걷고 구부리는데 장애를 가져오게 됩니다. 골관절염의 일반적인 증상은 운동 후나 저녁때 관절이 아프며, 쉬고 나면 통증이 사라지고, 움직일 때 관절에서 삐걱하거나 가는 소리가 나지만, 초기에는 대부분 통증이 없고 관절을 움직이는 데 장애가 되지 않다가 점차 통증이 동반하게 됩니다.

3. 골관절염의 치료법은 무엇인가요?

골관절염의 치료는 동통을 조절하고, 기능성을 향상시키고, 운동장애를 최소화 하는 것입니다. 상태는 시시때때로 변화하므로 어떠한 고정된 치료 방법을 사용하기보다는 정기적으로 상태를 관찰하고 필요에 따라 치료방법을 조절하는 것이 필요하며 질환의 정도와 환자의 상황에 따라 교육, 운동, 체중 조절, 물리 치료 등의 비약물적인 요법과 약물 요법 그리고 관절경 수술, 절골술과 궁극적인 인공 관절 치환술 등의 수술적인 요법을 적용할 수 있습니다. 최근에는 증상 개선제로 알려진 글루코사민, 콘드로이틴 등의 여러 영양 치료가 이용되고 있으며, 폐경 여성에서는 호르몬 치료도 도움이 되는 것으로 알려져 있습니다.

제 13 장

폐경과 여성암

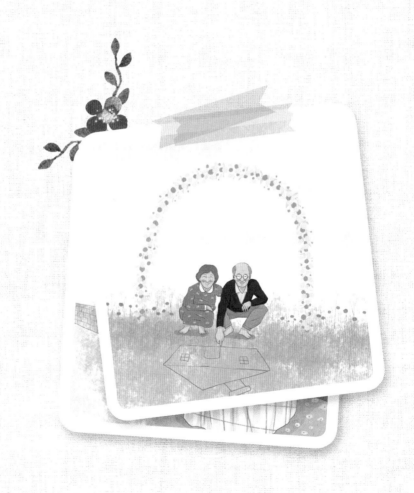

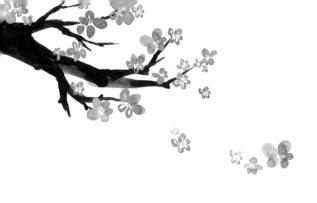

폐경 후 호르몬 치료가 유방암을 일으킬까요?

유방암은 자궁이 있는 여성에서 여성호르몬과 황체호르몬 병합치료를 7년 이상 장기간 한 경우에만 그 위험이 1.26배 증가합니다. 이것은 예를 들면 여성 십만 명 당 10명이 유방암이 발생한다면 호르몬을 7년 이상 사용하면 12.6명에서 유방암이 발생하여 추가적으로 2.6명이 더 발생했다는 뜻이 됩니다. 이는 비만한 여성에서 유방암의 위험이 증가하는 정도와 비슷한 것입니다. 하지만 자궁이 없는 여성에서의 여성호르몬 단독치료는 10년 이상의 사용에도 유방암의 위험을 증가시키지 않고, 오히려 유방암이 감소하는 결과를 보였습니다.

또한, 고려할 것은 호르몬 치료와 유방암에 관한 연구들은 주로 백인을 대상으로 한 연구 결과로 우리나라는 미국에 비해 유방암의 발생 빈도가 1/2 수준이라는 것을 알아야 하며, 장기간 사용 시 유방암의 위험이 1.26배 증가하는 것도 비교적 표준 용량의 호르몬 치료를 시행할 경우이고 최근 사용되는 저용량 호르몬 치료에서는 이보다 위험이 적을 것으로 예상된다는 것입니다.

유방에 물혹이 있다고 들었는데
호르몬 치료를 하면 안되나요?

대개의 유방 물혹은 호르몬 치료가 가능합니다. 이미 유방암을 진단 받은 환자 만이 호르몬 치료의 금기가 되는 것이지요. 유방의 물혹, 즉 양성 질환 중 일부 관내유두종과 비정형성 상피증식증과 같은 증식성 병변이 있는 경우에는 호르몬 치료에 주의를 요한다는 연구 결과도 있지만 호르몬을 사용해도 문제 없었다는 연구 결과도 혼재되어 있어 양성 유방 물혹이 호르몬 치료의 금기증은 아닙니다.

다만 호르몬 치료 여부와 상관없이 40세 이상 여성에서는 1년에 한번 유방암 검진을 받도록 권고되고 있는데 이러한 정기 검진을 통해 유방 병변의 변화를 확인하는 것이 좋겠습니다. 그렇다고 호르몬 치료를 할 때 유방암 검진 주기를 짧게 할 필요는 없습니다.

가족 중에 유방암 환자가 있는데
호르몬 치료를 해도 될까요?

전체 유방암 환자 중 유전성 유방암으로 진단되는 경우는 5% 정도입니다. 따라서 가족 중 유방암 환자가 한 명 있다고 모두 유방암을 일으키는 유전자를 가지고 있는 것은 아닙니다. 다만 가족력이 없는 경우보다는 유방암의 위험이 증가할 수 있으므로 정기 검진과 함께 주의하면서 호르몬 치료를 시행하는 것은 가능합니다.

하지만 가족 중 유방암, 난소암 환자가 두 명 이상일 경우는 유전성 암의 가능성이 있으므로 이에 대해 전문의와 상담, 검사, 진단 후 결정하는 것이 좋습니다.

유방암 진단 후 치료 중 폐경 증상이 심합니다. 호르몬 치료를 해도 될까요?

유방암을 진단 받은 경우는 호르몬 치료가 금기입니다. 우리나라는 유방암 환자가 미국에 비해 50대 전후의 젊은 연령층에 발생하는 것이 특징인데 대개 치료 과정 중에 폐경이 되는 경우가 많고 폐경 증상도 더 심하게 나타나 문제가 됩니다.

이들 중 재발의 위험이 높지 않은 환자에서 호르몬 치료를 시행하였을 때 유방암의 재발률이나 사망률이 증가하지 않았다는 몇몇 연구 결과들이 있긴 하지만 이론적으로 여성호르몬은 유방암 세포의 증식을 촉진시킬 수 있기 때문에 유방암 환자에서는 호르몬 치료를 시행하지 않는 것이 좋습니다.

유방암 환자에서는 호르몬 외의 다른 약제 즉 우울증 약이나 신경계에 작용하는 약으로 폐경 증상을 조절하기도 하는데 호르몬 치료에 비해서 효과는 다소 떨어질 수 있지만 유방암에 대해서는 안전하므로 이러한 비호르몬적 치료에 대해 전문의의 상담을 받아보는 것이 좋겠습니다.

폐경 후 호르몬 치료가
자궁암의 위험을 높이지는 않을까요?

자궁암에는 자궁경부암과 자궁내막암 두 가지가 있습니다. 우리나라 여성에서는 자궁경부암이 빈도가 더 많은데 자궁경부암은 호르몬 사용 여부와 전혀 상관이 없습니다. 일부 자궁경부선암의 경우 위험이 증가할 수 있다는 연구 결과도 있지만 확실한 연구 결과도 아니고 자궁경부선암은 자궁경부암 중 매우 드문 형태입니다.

자궁내막암의 경우 여성호르몬에만 과다노출 될 경우 위험이 증가하는데 폐경 후 호르몬 치료에 사용되는 약들은 자궁내막암의 위험을 줄이기 위해서 황체호르몬 성분이 같이 들어있기 때문에 자궁내막암의 위험이 증가하지 않습니다. 오히려 여성호르몬과 황체호르몬 병합치료 중에 월경을 하지 않게 만들어져 있는 약제가 있는데, 이 경우 자궁내막암의 위험이 감소하므로 자궁내막암에 대한 걱정 없이 호르몬 치료가 가능합니다.

다만 폐경 후가 자궁내막암의 빈도가 증가하는 시기이므로 호르몬 치료에 상관없이 불규칙적인 출혈이 나타나면 부인과 검사를 받아보아야 합니다.

자궁암을 진단 받고 치료 중입니다.
호르몬 치료를 해도 될까요?

자궁경부암의 경우 호르몬 치료 여부가 재발율이나 사망률에 영향을 주지 않습니다. 따라서 폐경 증상이 있는 경우 자궁경부암이 있다 해도 호르몬 치료를 해도 됩니다.

자궁내막암의 경우 여성호르몬이 암세포를 자극할 수 있으므로 여성호르몬 단독 요법은 금기입니다. 하지만 잔존병변이 없는 조기 자궁내막암의 경우 자궁내막암을 억제하는 황제호르몬 성분을 함께 사용하는 경우 재발률이나 사망률에 변동이 없었다는 연구 결과가 있어 제한적으로 사용 가능합니다. 결론적으로 자궁내막암 환자의 호르몬 치료 여부는 환자의 현재 상태에 따라 달라지므로 전문의와 상의하셔야 합니다.

폐경 후 호르몬 치료가 대장암의 위험을 높이지는 않을까요?

폐경 후 호르몬 치료는 대장/직장암의 발생 위험을 줄여줍니다. 미국에서 시행된 대규모 연구에서는 호르몬 치료가 폐경 여성에서 대장/직장암의 위험을 37% 감소시키는 결과를 보인바 있습니다. 그렇다고 해서 대장암의 위험이 높은 사람이 대장암의 예방을 위해 호르몬 치료를 시행하는 것은 아닙니다.

암 진단 후 치료 중에 호르몬 치료를 해도 될까요?

유방암과 자궁내막암, 일부 호르몬에 반응하는 암 외에는 치료 중 호르몬 치료를 시행하면 안 되는 경우는 없습니다. 다만 수술 치료 3일 전부터 걷기 시작하는 때까지는 잠시 중단해야 합니다. 항암치료 중으로 구토 증상이 심해서 먹는 약의 사용이 힘든 경우는 바르는 약이나 붙이는 패치로 사용 가능합니다.

호르몬 치료가 암의 위험을 높이지는 않을까요?
검진도 자주 받아야 될까요?

자궁이 있는 폐경 여성에서 여성호르몬과 황체호르몬의 병합요법을 7년 이상 장기간 사용 후 유방암의 위험이 1.26배 증가하고, 자궁이 있는 경우에 여성호르몬 단독요법만 사용할 경우 자궁내막암의 위험이 증가하는 것 외에 명확히 호르몬 치료가 암의 위험을 높이지는 않습니다. 몇몇 매우 드문 암에서 호르몬과의 연관성이 제기되기는 하나 아직 명확한 것은 아니어서 절대적으로 호르몬을 사용하면 안된다고 알려진 다른 암은 없습니다.

따라서 검진도 호르몬 치료 여부와 상관없이 권고안대로 시행하면 됩니다. 일반적으로 유방암은 40세 이상에서 매년, 자궁암은 30세 이상에서 매년 검진 받을 것을 권고합니다. 호르몬 치료를 한다고 해서 검진을 더 자주 받을 필요는 없습니다.

암을 치료 받고 완치되었습니다.
치료 과정에서 폐경이 되어 호르몬을 쓰고 있는데
언제까지 투약 가능한가요?

암 치료 과정 중 폐경이 되는 경우 상대적으로 젊은 연령에서 폐경이 되는 경우가 많습니다. 이렇게 젊은 연령에서 조기 폐경이 되는 경우 고혈압, 당뇨, 심장병, 노화, 골다공증 등의 만성 질환이 증가하면서 수명도 단축되는 것으로 알려져 있어 호르몬 치료가 권고됩니다. 금기증인 유방암, 진행된 자궁내막암 환자 외에는 호르몬 치료를 계속하는 것이 좋은데 이때는 사용 기한에 제한을 두지 않습니다. 오히려 호르몬 치료로 인해 얻는 이득이 많으므로 정상적인 자연 폐경 연령인 50세 정도 까지는 약물 치료를 지속하는 것이 좋습니다.